専門医が教える新型コロナ・感染症の本当の話

忽那賢志

GS
幻冬舎新書
611

はじめに

中国で「謎の肺炎」が広まっている――私がそのニュースに初めて接したのは、２０２０年の新年早々のことでした。1月4日には、それについてネット記事を書いています。２０１２年から国立国際医療研究センターの国際感染症センターに勤務し、「史上もっとも多く感染症法に定められた感染症を届け出た感染症医」を自称している私としては、当然、無関心ではいられません。

ただし、その時点ではこの感染症が日本に上陸するとは思っていませんでした。しかし数日後には「謎の肺炎」の原因が新型コロナウイルスだと判明し、1月27日には、当時の安倍総理がこれを指定感染症にすると発表。それから間もなく、武漢からの旅行者が私たちの病院に入院しました。私にとっては、それが新型コロナウイルス感染症との初顔合わせです。

また、1月29日からは武漢の在留邦人が政府のチャーター便で帰国し、私たち国際感染症センターは国立感染症研究所とともに、帰国者のＰＣＲ検査を担当しました。さらに2月には、「ダイヤモンド・プリンセス号」で発生した集団感染に対応。それ以降の話はまたのちほど詳しくすることになりますが、ともかく私はきわめて初期の段階から、いわゆる「コロナ禍」の最前線で仕事をしてきました。

あれから1年以上。この新しい感染症が終息する目処はまだ立ちません。ＳＡＲＳやＭＥＲＳ、新型インフルエンザなど、新型コロナウイルス感染症（COVID-19、以下「新型コロナ」と略します）以前にも、新しい感染症が問題になったことはあります。しかし今回ほど広い範囲で、しかも長期間にわたって人類の脅威となったのは、１９１８～１９２０年に世界中で猛威を振るったスペインかぜ以来のことでしょう。私たちは、まさに１００年に1度の困難な事態に直面しているのです。

その歴史的な苦境を乗り越えるには、いったいどうすればよいのでしょうか。もちろん、私も含めて、まだ誰もそれに対する明確な答えは持っていません。しかし1年以上にわたり、最前線の医療現場で新型コロナと関わり、メディアでの情報発信などもするなかで、感染症の専門医として強く思ったことがひとつあります。

新型コロナについてだけでなく、感染症のことをもっと知ってほしい——。

いまはテレビや新聞などのマスメディアに加えて、インターネットからも、膨大な量の情報を得ることができます。今回の新型コロナについても、当初からさまざまな情報が飛び交いました。それがこの感染症に対する理解を深めた部分はもちろんあったでしょう。

しかしその一方で、大きな混乱が生じたこともたしかです。たとえばＰＣＲ検査のやり方などについて、「専門家」はじめ「識者」と称する人たちが正反対の意見を主張する。どちらが正しいのかわからず、困惑した人も多いと思います。デタラメな情報が拡散するケースも目立つため、このコロナ禍は「パンデミック」に加えて「インフォデミック（不確かな情報がＳＮＳなどで大量に拡散される現象）」とも言われるようになりました。

その背景には、メディアリテラシー（メディアの伝える情報を理解し見きわめる能力）の問題もあるでしょう。でも、それだけではありません。そもそも感染症一般についての基本的な知識が足りないことも、正しい情報がしっかりと伝わらない要因だと思います。情報を発信する側も受信する側も、いわば「感染症リテラシー」が不十分なのです。

太古の昔から、感染症は人類にとって大きな脅威でした。しかし医療が発達し、先進諸国では公衆衛生も向上した結果、感染症に対する危機意識が徐々に薄まってきたのもたしかです。

現代社会では多くの病原体に対するワクチンが用意されていますし、天然痘のように根絶された感染症もあります。そのせいで、油断が生じていたのかもしれません。しかし、のちにお話しするように、新型コロナの前にも新興感染症はたびたび発生し、世界的規模での流行も起きています。私たちが感染症リスクに囲まれて暮らしているのは、いまも昔も変わらないのに、現代人はそれとしっかり向き合わずにいたのではないでしょうか。

たとえ今回のコロナ禍が終息したとしても、それで人類と感染症の戦いが終わるわけではありません。感染症の知識は、人類が生き延びる上で欠かせない基礎教養だと言えます。

そこでこの本では、新型コロナのことだけでなく、「そもそも感染症とは何か」という基本から話を始めようと思います。

専門医が教える　新型コロナ・感染症の本当の話／目次

イラスト　いらすとや
図版作成　忽那賢志
DTP　美創

＊本書は、書き下ろし原稿に「Yahoo! ニュース 個人」の記事を加筆・修正したものを加えて構成しています。
また本書の内容は2021年2月12日時点の情報に基づいています。

第1章 感染症とは何か

病原体となる微生物が体内で増殖して起こる病気

では、さっそく始めましょう。感染症とは、そもそも何でしょうか。知っているつもりでも、あらためてそう聞かれると、すぐには答えられないかもしれません。

「感染症とは、感染によって起こる病気のこと」――これはこれで間違いではありませんが、それだけではただの同語反復です。

ならば「感染」とは何でしょうか。

これは、体内に病原体となる微生物が入り込んで増殖することを意味します。それによって引き起こされるさまざまな疾患の総称が、「感染症」です。入り込む病原体の種類が多様なので、疾患の種類も多様です。

その多様な病原体を、小さい順に紹介していきましょう。

まず、いちばんサイズが小さいのが「ウイルス」です。今回の新型コロナはもちろん、ほとんどの人が日常的に経験しているかぜやインフルエンザもウイルスによるものなので、「感染症」と聞くとこの病原体を思い浮かべる人が多いかもしれません。ほかにも、ノロウイルス、ロタウイルス、麻疹《ましん》ウイルス、風疹ウイルス、肝炎ウイルス、ヘルペスウイルスなどの多くの病原体があります。

図表1-1　新型コロナウイルスの電子顕微鏡写真。粒状の粒子の上にコロナウイルス特有の冠状のスパイク蛋白が見える

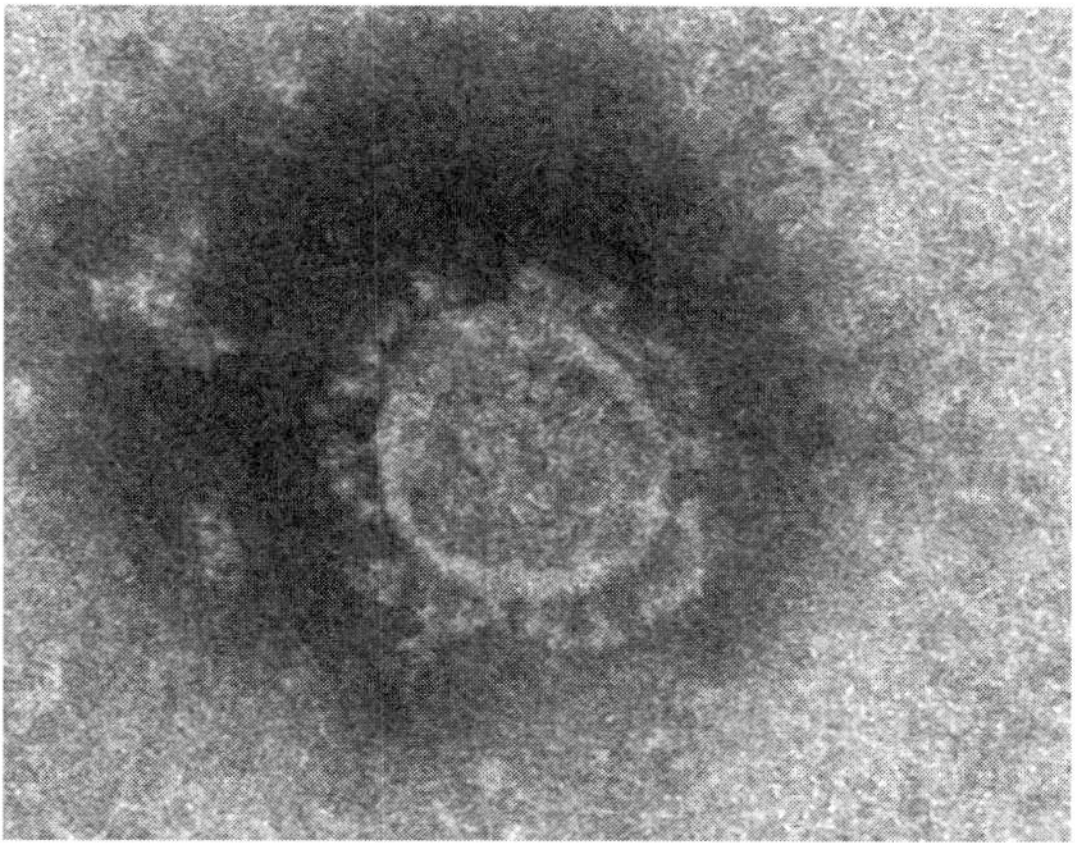

国立感染症研究所提供

ウイルスの次に大きいのは、「細菌」です。英語ではバクテリア。人間にとって病原体になる細菌としては、ブドウ球菌、大腸菌、サルモネラ菌、コレラ菌、結核菌、ボツリヌス菌、破傷風菌、ピロリ菌などがあります。

ウイルスと細菌とは、多くの点で異なります。

ウイルスの大きさは、細菌の１００分の1から50分の1程度しかありません。そのためウイルスは電子顕微鏡を使わなければ観察できませんが、細菌は光学顕微鏡で見ることができます。

また、細菌と違ってウイルスは細胞質を持たず、自己増殖できないこともあって、厳密には「生物」と見なされていま

せん（とはいえ「生物」の定義も一筋縄ではいかない問題なので考え方はいろいろありますし、ウイルスが細菌と同様「微生物学」の研究対象であることも間違いありません）。

次に、細菌より少し大きい微生物として、「真菌」があります。あまり聞き慣れない言葉ですが、「カビ」のことです。白癬《はくせん》菌、カンジダ、アスペルギルスなどが、感染症を引き起こす病原体として知られています。

そして、いちばんサイズが大きいのは、寄生虫です。人間の身長よりも長い寄生虫もいるので「微生物」とは言えませんが、これも感染症の原因です。回虫、サナダムシ、マラリア原虫、トキソプラズマ原虫、アニサキスなど、多くの病原体が存在し、これによる感染症を「寄生虫症」と総称することもあります。

怖さは「感染力」と「致命率」の組み合わせで決まる

ウイルス、細菌、真菌、寄生虫――さまざまな病原体のラインナップを大まかに眺めただけでも、感染症という分野の幅広さがわかるでしょう。

たとえば白癬菌が引き起こす疾患は、水虫です。もちろん、かかった本人にとっては厄介な疾患ですが、ふつう命に関わることはありません。一方、ピロリ菌は胃がんの原因になると考えられています。多様な病原体が存在する感染症ですが、水虫からがんまで、深刻さの度合い

図表1-2　新型コロナウイルス感染症とその他の感染症の広がりやすさの比較

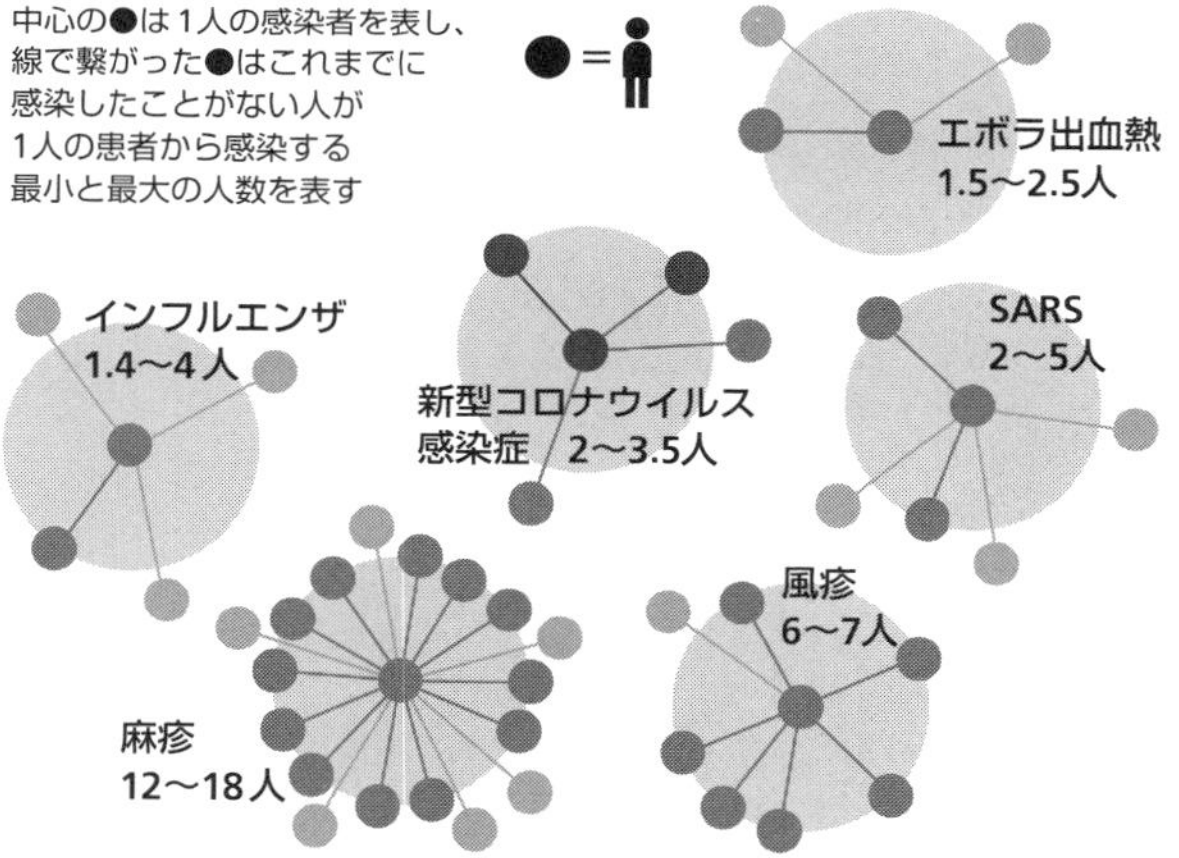

ECDC infographicsを参考に著者作成

にもかなり大きな幅があります。

　ただし、感染症の深刻さや恐ろしさは、疾患の重症度や致命率（ある病気になった人のうち、その病気が原因で死亡した人の割合）だけで決まるわけではありません。ほかの疾患ならばそれが最大の問題ですが、感染症の場合、ヒトからヒト、あるいは動物からヒトに「うつる」ことで社会に広がってしまうという、大きな特徴があります。したがって、うつりやすい（言い方を変えれば「感染力が高い」）感染症ほど、社会にとって大きな脅威になるわけです。

　病原体の感染力は、「基本再生産数」という数値で表されます。これは、感染者1人あたり平均で何人に感染させるかを示すものです。たとえば新型コロナウイルスの場合、ある研究によると基本再生産数は2〜3・5人ぐらいだとされています。

それに対して、麻疹（はしか）の基本再生産数は12〜18人。誰もワクチンを接種していない集団では、1人から最大で18人にうつってしまい、その18人がそれぞれ18人にうつし、そこからさらに18人ずつ……と、どんどん広がっていく可能性を考えると、「感染力が高ければ高いほど恐ろしい」ということの意味がよくわかるでしょう。

もちろん、感染力があまり高くなくても、致命率が高ければ高いほど恐ろしいことは言うまでもありません。たとえばエボラ出血熱は、基本再生産数は1・5〜2・5人程度なので、爆発的に流行するわけではありません。しかし、感染した人の致命率はほぼ50パーセント。かかってしまうと、2人に1人は死亡してしまいます。

つまり感染症の恐ろしさは、致命率と感染力との組み合わせで評価すべきと言えます。

ちなみに新型コロナの場合、どちらもひどく高いわけではありませんが、決して低くはありません。

致命率は、いまのところ世界では2パーセント程度です。エボラ出血熱と比べれば圧倒的に低いものの、インフルエンザと比較すると何百倍、何千倍もの高さです。

感染力も、麻疹よりはかなり低いですが、放っておけるものではありません。とはいえ、

「ワクチンができるまでは、経済活動を止めなければ！」というほど高くもありません。社会として対応が難しい、何ともイヤなポジションにあるというのが、新型コロナウイルスから受ける正直な印象です。

体内で人間の役に立っている微生物もある

新型コロナの特徴や対策についてはのちほどあらためて説明するとして、感染症一般の話に戻りましょう。やや細かい話になりますが、先ほど挙げた病原体が体内に入り込んだからといって、それだけで「感染」という状態が成立するわけではありません。

たとえば、あまり火の通っていない鶏肉を食べると、カンピロバクターという細菌が入り込むことがあります。しかし、それが胃に入った時点でただちに「感染した」とは言えません。感染が成立するには、ある程度の菌量が必要です。「胃酸」という免疫機構によってやっつけることができれば、カンピロバクターが体内で増殖することはなく、その場合は、感染したことにはなりません。

また、「感染」が成立したからといって、必ずしも何らかの症状が出るわけでもありません。たとえば、かぜやインフルエンザでも、ウイルスが体内に入って増殖してはいるけれど、症状の出ない人はいます。症状はないけれど、感染は成立しています。新型コロナもそうですが、とくにウイルスの場合は「無症候性感染者」がしばしばあり得るのです。

一方、体内で微生物が増殖していても「感染」とは呼ばず、もちろん感染症にもならない状態もあります。そもそも、人間の体内に微生物がまったく存在しない状態はあり得ません。口腔内、腸内、皮膚などには、必ず「常在細菌」がいます。これらは病原体ではなく、私たちの健康を保つ上で不可欠なものです。それぞれ、虫歯の予防、食べ物の消化、肌荒れ防止などで、人間の役に立っています。

当然ながら、これは感染とは言わず、宿主である人間と共存しているので「定着」と言います（英語では「コロナイゼーション」）。なお、人体に定着する微生物はおもに細菌で、ウイルスの定着についてはまだよくわかっていません。

感染はどんなルートで起こるのか

それでは、病原体となる微生物への「感染」は、どのようにして起こるのでしょうか。

いろいろなルートがありますが、いちばん一般的なのは飛沫感染です。感染した人が咳やくしゃみ、あるいは大声を出すことなどによって、口のなかや気道にいたウイルスや細菌を含む飛沫が空気中に飛び出して、近くにいる人の体内に入ってしまいます。かぜやインフルエンザのウイルス、それに今回の新型コロナウイルスは、飛沫感染によって広がります。

図表1-3　感染症の感染経路

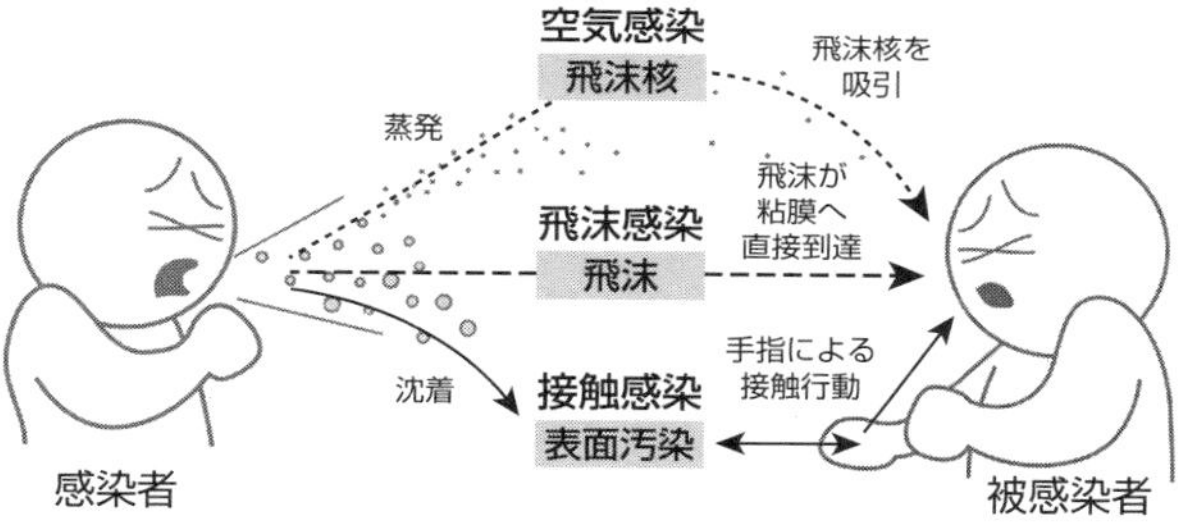

日本医師会 COVID-19有識者会議
「新型コロナウイルス感染症制御における『換気』に関して」より

しかし、ウイルスだけが飛沫感染するわけではありません。肺炎球菌やマイコプラズマなど、肺炎の原因となる細菌にも飛沫感染するものがあります。

飛沫感染と似た感染ルートが、空気感染です。スタート地点は飛沫感染と同じ（咳やくしゃみなど）なので混同されやすいのですが、こちらは水分が蒸発してなくなった後も「飛沫核」と呼ばれる微細な粒子の状態で空気中をフワフワと漂うため、届く距離や滞空時間が飛沫感染よりもはるかに長くなります。

飛沫感染の場合、届く距離はせいぜい1メートルから2メートル程度。したがって、いわゆる「密」な状態を避ければ、感染のリスクはかなり下げることができます。しかし空気感染の場合は部屋全体に広がるので、そこそこ離れていても感染リスクはあまり下がりません。

したがって、飛沫感染だけの病原体より、空気感染をするもののほうが感染力は強いと言えます。たとえば麻疹ウイルスや結核菌などは、空気感染します。新型コロナウイルスもエアロゾル感染（特殊な条件の環境で空気感染のような伝播《でんぱ》が起こること）の可能性が指摘されてから、室内の換気がより求められるようになりました。

新型コロナウイルスには「接触感染」という感染経路もあります。感染者のウイルスが握手などの身体接触によってうつり、その手で顔を触ると口や目から体内に入り込んだりするのです。生殖器や口腔の粘膜同士の接触によって起こる梅毒や淋病、エイズなどの性感染症のほか、破傷風、伝染性膿痂疹《のうかしん》（とびひ）なども、接触感染によって広まります。

さらにもうひとつ、接触感染とやや似ているのが「媒介物感染」と呼ばれる経路です。汚染された水、食品、血液、昆虫や動物などを介して感染するパターンです。

病原体を媒介するものでいちばん身近なのは、やはり食品です。ウイルス、細菌、寄生虫など、さまざまな病原体が食べ物を介して体内に入り込みます。食中毒の多くは「ヒトからヒト」にはあまり感染しないので、そういう印象が薄いかもしれませんが、立派な感染症のひとつです。

昆虫からの媒介物感染で多いのは、蚊とダニです。たとえば、結核、エイズと並んで「世界三大感染症」のひとつとされるマラリアは、ハマダラカが媒介するマラリア原虫に感染する病気です。ダニからの感染では、ライム病やＳＦＴＳ（重症熱性血小板減少症候群）といった病気があります。

動物からの感染で誰でもすぐに思いつくのは、狂犬病でしょう。狂犬病ウイルスを持つ犬にかまれることで感染します。日本国内での感染は１９５６年が最後ですが、海外からの持ち込みはなくなりません。２０２０年５月には、フィリピンから来日した人が狂犬病だったことが報告されました。

狂犬病と似た名前の狂牛病（牛海綿状脳症＝ＢＳＥ）も、感染症の一種です。ただし、病原体はウイルスや細菌などではなく、プリオンというたんぱく質だと考えられているので、感染症のなかではやや例外的と言えます。また、牛にかまれるのではなく、感染した牛肉を食べることで人にうつるので、あえて分類するならば、動物ではなく食品からの媒介物感染ということになります。

以上、飛沫感染、空気感染、接触感染、媒介物感染という４つの感染経路を紹介しましたが、これで全部ではありません。この４つはまとめて「水平感染」と呼ばれますが、それに対して「垂直感染」と呼ばれるものもあります。

これはいわゆる母子感染のことで、妊娠中や出産の前後などに、胎盤、産道、母乳などを介して、病原体が母親から赤ちゃんに感染します。垂直感染を起こす感染症には、風疹、トキソプラズマ、Ｂ型肝炎、ジカウイルス感染症などがあります。

感染を調べるにはどんな検査があるのか

さまざまな感染症の症状は次章以降で詳しくお話ししますが、感染症では多くの場合、発熱の症状が見られます。

症状だけで感染症と判断することも多いですが、病原微生物をたしかめるために、血液、尿、痰、唾液、組織のサンプルなどを採取して、体内に病原体がいるかどうかを検査することがあります。

特定の病原体に感染しているとわかれば、症状がない人でも、隔離が必要になるケースがあります（のちほど感染症法のところであらためてお話しします）。患者個人を助けるのはもちろん、公衆衛生の面でも、感染症の検査は大変重要です。

検査にはいくつかの種類がありますが、コロナ禍で広く知られるようになったのは、何といっても「ＰＣＲ検査」でしょう。それに加えて、「抗原検査」「抗体検査」といった言葉もよく見聞きするようになりました。

その３つのなかで、感染症の検査としてもっともよく使われてきたのは抗原検査です。たとえば、インフルエンザの迅速診断キットは抗原検査によるものです。「抗原」とは、体の免疫反応を引き起こす病原体の分子のことです。私たちの体には、病原体や毒素などの異物を見つけて退治する免疫システムが備わっています。抗原は、その免疫システムが攻撃する「ターゲット」だと思えばいいでしょう。検査で抗原が見つかれば、当然、その持ち主である病原体がいることになります。

それに対して、ＰＣＲ検査は病原体の遺伝子情報を調べるものです。微生物はそれぞれ特定の遺伝子配列を持っているので、検体から同じ並び方の遺伝子が見つかれば、その微生物がいることになります。ただしそれを検出するためには、微量のＤＮＡを大量に複製する必要があります。複製に使うのは、ＤＮＡポリメラーゼという触媒です。この触媒が連鎖反応を起こすことで、ＤＮＡがどんどん複製されます。ＰＣＲという名前は、ポリメラーゼ連鎖反応(Polymerase Chain Reaction) の頭文字です。

新型コロナのＰＣＲ検査は、当初は鼻の奥から検体を採取するやり方だけでしたが、その後、唾液でもできるようになりました。抗原検査も、両方のやり方があります。

唾液だとウイルスの量が少ないので鼻の奥から採取した検体のほうが正確に検査できるのではないかと言われていましたが、最近では、唾液中のウイルス量は鼻の奥と遜色ないということがわかってきました。唾液のほうが患者さんも痛くないですし、医療従事者にしぶきが飛ぶこともないため、安全な採取方法と言えます。

唾液や鼻の奥以外からも検体を採取することができます。ウイルスにはそれぞれ増殖しやすい臓器とそうではない臓器があります。たとえばインフルエンザウイルスは気管支や肺、ノロウイルスは消化器でよく増えます。ＨＩＶ（ヒト免疫不全ウイルス）、Ｂ型肝炎ウイルス、Ｃ型肝炎ウイルスなど、血液検査で見つかるウイルスも少なくありません。

新型コロナウイルスの場合、消化器にも入り込んでいるので、便からもＰＣＲ検査でウイルスが検出されることがあります。そのため、生活排水を検査すれば、その地域に新型コロナウイルスが広まっているかどうかを調べることも可能です。実際、２０１９年の3月には、スペインの排水に新型コロナウイルスが存在したという研究もありました。そうだとすれば、２０２０年に流行する前から、新型コロナウイルスは人間の社会で循環していたのかもしれません。

次に、抗体検査についてです。抗原検査とＰＣＲ検査は（かたや分子、かたや遺伝子という違いはあるものの）どちらもウイルスの一部を探すものです。それに対して、抗体検査で探すのはウイルスそのものではありません。

抗体とは、異物の抗原に結合して、その異物を体から排除する分子のことです。病原体に感染した人の免疫システムが作り出したものです。

したがって、抗原検査やＰＣＲ検査が「いま感染しているかどうか」を調べる検査であるのに対して、抗体検査は「過去に感染したことがあるかどうか」を調べる検査だと言えます。抗体は、感染してすぐにできるわけではありません。抗体検査が可能になるタイミングは、それぞれの感染症によって異なります。たとえば、新型コロナでは発症して抗体が検出されるようになるまで2〜3週間かかります。

相手がウイルスの場合は抗原検査やＰＣＲ検査が主流ですが、病原体が細菌の場合は「培養検査」がスタンダードなやり方です。ＰＣＲ検査で微量のＤＮＡを複製して増やすのと同様、検体から採取した微量の細菌を培養して増殖させることで、検査の精度を高めます。

培養検査のメリットは、増殖した細菌を使って、どの抗菌薬（抗生物質）が効くかを試せることです。これを「感受性試験」と言います。それによって、感染した人の治療方法を決めることができるわけです。

感染症の検査には、もうひとつ、「染色」という方法もあります。顕微鏡で見えるサイズの病原体の場合、特殊な色素を使って色をつけることで背景と見分けられるようにすれば、識別が可能です。たとえばマラリア原虫などはかなり大きいので、患者の血液から採取したサンプルを染色すれば、顕微鏡で診断ができます。

感染経路を断つこととワクチンが予防の基本

さて、どんな疾患でも、医療的には「予防」と「治療」という2つの対応があります。感染症も例外ではありません。まずは予防のほうからお話ししましょう。

先述したように、感染症にはいくつかの感染経路があります。まずはそのルートをふさぐことが、感染予防の基本です。

たとえば新型コロナなら、接触感染に対しては手洗い、飛沫感染に対してはマスク着用や3密（密閉空間・密集場所・密接場面）の回避など、感染経路ごとに予防策があります。食中毒の予防なら、媒介物感染を避けるために食材をしっかり加熱調理するのが有効です。蚊やダニからの感染症については、虫除けなど刺されない工夫をします。母から子への垂直感染も、産道で感染するものなら帝王切開による出産で防ぐことができます。

また、予防のためのワクチンが普及している感染症もたくさんあります。新型コロナについても世界各国で接種が始まりました。病原体の抗原を投与することで体内に抗体を作り、感染症に対する免疫を獲得する——それがワクチンの基本的な仕組みです（ただし後述するように、新型コロナのワクチンはそれとは違う新しい技術を用いています）。

病原体の一部を健康な人にあえて投与するわけですが、もちろん、ワクチンによって感染症にかかることがないよう、さまざまな工夫が施されています。

ワクチンの大半は「不活化ワクチン」と呼ばれるもので、病原体としての能力はまったく持っていません。例外は、麻疹、風疹、水ぼうそう、おたふくかぜ、ロタウイルス、BCGの予防接種に使われるワクチンで、この6種類は、病原体としての毒性を完全には失っていないため、「生ワクチン」と呼ばれます。ただし十分に弱毒化されているので、接種によって感染症にかかる心配はほとんどありません。

完全に病原体の能力を失わせることができるなら、みんな不活化ワクチンにすればよいと思われるかもしれません。しかし生ワクチンには、不活化ワクチンよりも免疫を強くできるというメリットがあります。たとえば麻疹や風疹のワクチンは、生涯に2回だけ接種すれば、もう打つ必要がないと言われています。それに対して、不活化ワクチンである日本脳炎ワクチンは4回の接種が必要です。インフルエンザワクチンは、わずか数カ月しか効果が続きません。

その一方で、生ワクチンにはリスクもあります。ステロイドを飲んでいる人や高齢者、妊婦など、免疫が弱っている人は、打つと発症して重症化することもあるので使えません。不活化ワクチンなら、免疫が落ちていても発症することはないので、接種できますが、生ワクチンほどの免疫は期待できません。免疫の弱っている人ほど感染症を予防したいので、そのあたりは大変悩ましいところです。

「免疫力」を高めると感染しにくくなるのか

一般に、免疫力が低下すると病気にかかりやすくなると言われます。ではそもそも免疫力を上げることはできるのでしょうか。

世間では「これで免疫力がアップ！」などと謳った食品やサプリメント、あるいはトレーニングやエクササイズのようなものが多く出回り、新型コロナが流行してからはさらに目につくようになりました。

しかし免疫力は数値化できないので、それらが本当に免疫力アップにつながるかどうかをたしかめることはできません。納豆やヨーグルトなどの食品で免疫力が上がるという話もありますが、数値化できない以上、それを裏付ける科学的根拠を得ることは難しいです。

「自分はこれでかぜをひかなくなった」といった個人的な体験談は、たくさんあるかもしれません。でも、それをいくら積み重ねても、医学的な証拠とは言えません。納豆を食べても食べなくても、たまたま何年もかぜをひかないことはあり得ます。いま、新型コロナ対策として、多くの人が手洗い・マスクなどの予防策を講じていますが、それにより、かぜをひくリスクも下がっています。

ただし、免疫力を高める方法はよくわかっていないのに対して、「下がる」原因については、ある程度わかっています。先述したようにステロイドを使用すると明らかに免疫が低下しますし、疲労やストレス、睡眠不足なども免疫にとってはよくありません。免疫力アップの方法をあれこれ模索してストレスを感じるより、休養を十分に取るなどして、免疫力を「下げない」ことを考えたほうがいいようです。

いずれにしろ、「これさえあれば完全に感染症を予防できる」という方法はありません。感染経路ごとの対策、ワクチン、免疫力を保つ生活など、さまざまな予防策を組み合わせて、なるべく感染リスクを下げるしかないのです。

また、感染症にかかったからといって、必ずそれに対する免疫ができるわけではありません。ワクチンの効果が長続きするものとしないものがあるのと同様、1度かかると免疫ができてかかりにくくなる感染症もあれば、かかってもすぐに免疫がなくなってしまう感染症もあります。たとえば麻疹に2度かかる人は滅多にいませんが、かぜのウイルスなどは数カ月で免疫がなくなるので、同じかぜに2度も3度もかかることは珍しくありません。梅毒などはいくらかかっても免疫ができず、10回以上感染する人もいます。

大半のウイルス感染症には有効な治療薬がない

次に、感染症の「治療」についてお話ししましょう。医療機関などで、こんな注意が書かれたポスターを見たことはないでしょうか。

「かぜに抗菌薬は効きません」

ここまでお話ししてきたように、かぜはウイルスによる感染症です。したがって、細菌をやっつける抗菌薬（抗生物質）は効きません。もちろん、インフルエンザも同じです。

ところが、このことはあまり周知されておらず、あるアンケート調査によると、「抗菌薬はかぜやインフルエンザに効果がない」と知っている人は49パーセントでした。

またかぜをひいて受診したときに3割の人が「抗菌薬を希望する」と答えたという調査結果もあります。そのため医療機関では、「かぜに抗菌薬は効きません」というポスターを貼るようになったのでしょう。

ではウイルスによる感染症を治す「抗ウイルス薬」があるのかというと、あるにはありますが「あんまりない」というのが実情です。インフルエンザや水ぼうそうなど、特定のウイルスに対する治療薬は存在しますが、大半のウイルス感染症には有効な治療薬がまだありません。

昔から「発明したら即ノーベル賞」などと言われているかぜの特効薬も存在しないぐらいなので、なかなか難しいのでしょう。そのためウイルス感染症の多くは、患者本人の免疫による自然治癒を期待するしかありません。

真菌感染症も同じで、抗真菌薬はあるにはありますが、抗菌薬と比べると効きめは弱いです。水虫もそうですが、カビによる感染症は治療が厄介です。

それに対して、抗マラリア薬や回虫の駆虫剤（虫下し）など、寄生虫の感染症には有効な薬が数多く開発されています。

「薬剤耐性」とは何か、何が問題なのか

図表1-4　どのように耐性菌が生まれるのか

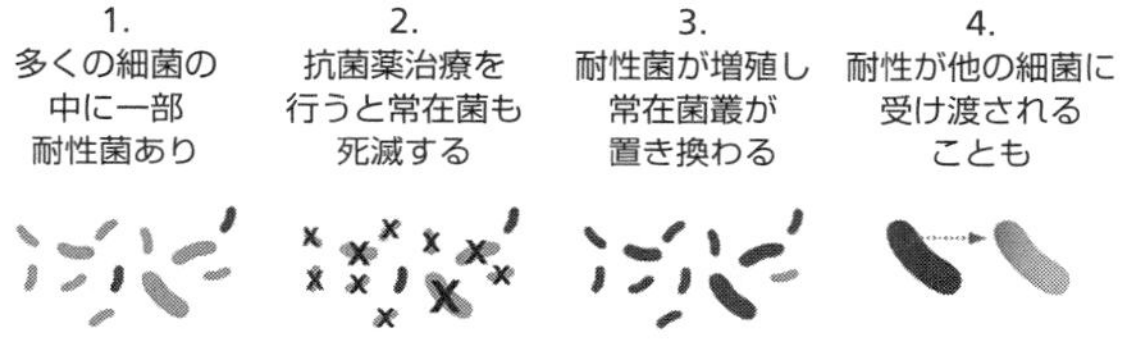

米国CDCより

細菌の感染症には抗菌薬がよく効きますが、そこにはちょっとした落とし穴があります。「薬剤耐性」と呼ばれる現象です。

この言葉を知っている人はわりと多いのですが、正しく理解している人はあまり多くないかもしれません。ある調査では、「薬剤耐性」という言葉を「知っている」と答えた人の9割が間違った理解をしていました。ほとんどの人が、「睡眠薬を毎晩飲んでいるとだんだん効きにくくなってくる」のと同じような現象、つまり「人体の側に起こる変化」だと勘違いしていました。

薬剤耐性とは、薬を飲んでいる人間ではなく、その体内にいる微生物（抗菌薬なら細菌）のほうに起こる変化です。前に、人間の体内にはさまざまな常在菌が存在するという話をしました。ある抗菌薬を飲むと、それはやっつけたい細菌だけでなく、腸内細菌などの無害な細菌にも影響を与えます。そこには、その抗菌薬に対する耐性のあるものもないものもあるでしょう。抗菌薬を飲んだことで、耐性のない常在菌が減れば、耐性のある常在菌が相対的に増えることになります。

たとえば腸内細菌は、腸内にいるかぎり、増えてもとくに問題はありません。しかし耐性のある常在菌が増えれば、体内のほかの場所に出ていく可能性が高くなります。もし腸内細菌が会陰部から逆行して膀胱に入れば、膀胱炎を起こすかもしれません。そうやって、ある感染症の治療のために使用した抗菌薬が、薬剤耐性菌による別の感染症を引き起こすおそれがあります。

私が勤務する国立国際医療研究センターの調査では、薬剤耐性菌に感染して亡くなる人は、年間約８０００人に上ると報告されています。

抗菌薬はひじょうに有用な治療法ですが、薬剤耐性のことを考えると、慎重に使う必要があります。その意味でも、「かぜに抗菌薬」を希望するのはやめましょう。かぜはまったくよくならない上に、薬剤耐性菌を増やしてかえって感染症のリスクを高めることになるからです。

流行はどのようにして終息するのか

感染症は社会全体の問題でもあるので、個々の患者の治療だけで終わるわけではありません。感染症の流行を止めるためにもっとも望ましいのは、病原体そのものが地球上から撲滅されることです。たとえば天然痘は完全に撲滅されましたし、ポリオもごく一部の国を除いて根絶されています（常在国はパキスタンとアフガニスタンのみ）。

ただし、ある感染症が減っていたとしても、その原因となる病原体が地球上からなくなってきている、というわけではありません。みんながワクチンを接種した結果、それ以上はもう広がらなくなったということです。ポリオも、予防接種を広める努力によってあと一歩で根絶できるところまで来ましたが、資金不足などでその取り組みが停滞すれば、再び増加に転じてしまうおそれもあります。

日本脳炎の国内の発症者は２０１８年に初めてゼロを記録しましたが、これもワクチンのおかげです。日本脳炎ウイルスはブタから蚊、蚊からヒトにうつるのですが、出荷されるブタの血液を調べると、日本脳炎の抗体を持っていることがわかります。ですから、そのあたりを飛んでいるアカイエカなどを捕まえて調べれば、日本脳炎ウイルスが見つかる可能性は高いでしょう。ウイルス自体は自然界をぐるぐると循環しており、私たちはそれをワクチンでブロックしているのです。

有効なワクチンがまだ開発されていないマラリアやデング熱は、媒介する蚊を絶滅させることも難しく、発症をゼロにすることができていません。ダニが媒介するＳＦＴＳなどもそうです。ヒトからヒトにうつる感染症より、昆虫や動物からヒトにうつる感染症のほうが、流行の終息は難しいと言えます。

新型コロナウイルス対策では、「集団免疫」という言葉をよく見聞きするようになりました。これも、感染症を終息させる方法のひとつです。ある集団の大部分の人々が感染症に対する免疫を獲得すると、免疫を持たない人が感染者と接触する可能性が下がって、感染しにくくなる、そのため流行が終息に向かうという理論です。たとえば麻疹の場合、９割以上の人が（ワクチンや感染によって）免疫を持てば集団免疫が成立し、その地域ではもう広まらないとされています。

ただし、この理論はどんな感染症にも当てはまるわけではありません。麻疹のように、いったん獲得した免疫がずっと維持されることが、集団免疫を成立させる大前提です。

しかし新型コロナの場合、感染して免疫ができたとしても、それがどれだけ続くかは、まだわかりません。もし麻疹のように免疫が続くなら、基本再生産数から考えて、６割前後の人が感染すれば集団免疫ができるとされています。しかし、感染者の体内にできた抗体が、発症から数カ月で下がるという報告もあるので、もしかすると新型コロナは何度でもかかる感染症かもしれません。実際に２回感染した人も報告されています。だとすると、自然に感染することでは集団免疫理論を適用することはできないわけです。ワクチンによって新型コロナの集団免疫ができるのかは、今後検証されることでしょう。

新型コロナについては、ほかにもまだまだわかっていないことがたくさんあります。だからこそ真偽不明の情報が飛び交い、社会としての対策も混乱しがちです。それに惑わされないためには、新型コロナだけでなく、感染症全体に関する基礎知識を持っていることが有用だと思います。

そこで次の章では、私たちの日常生活を取り巻く感染症について、さらに具体的にお話ししていくことにします。

第2章

日常のなかの感染症

かぜ——原因となるウイルスは数百種類

前章ではさまざまな感染症の名前を挙げましたが、そのなかで私たちにとっていちばん身近な感染症は、何といってもかぜでしょう。かぜをひいた経験のない人はほとんどいないと思います。

かぜは上気道（鼻やのど）に炎症を起こす病原体による症状の総称で、さまざまなウイルスが原因になります。子どもは1年に何度もかぜを引きますが、年を取るにしたがってだんだんとかぜをひく回数は少なくなります。

また、冬場にはかぜをひく回数が増えます。寒い季節になると「温かくしないとかぜをひくよ」といった台詞をしばしば耳にします。また寒い季節でなくても、たとえば子どもが冷たい雨に濡れて帰ってくれば、「かぜをひくから早くお風呂に入りなさい」などと言うでしょう。

では、体を冷やすとかぜをひく——これは本当でしょうか。

感染症の原因は、あくまでも病原体の微生物が体内で増殖することです。病原体がないかぎり、体がどんな状態だろうと感染症にはなりません。体が冷えるとかぜの病原体のひとつであるライノウイルスは増殖しやすくなるという研究はあるので、「体が冷えるとかぜをひきやすい」はあながち間違いではないかもしれません。しかし、「体が冷えると免疫力が下がるからかぜをひきやすくなるのか」については科学的にはまだわかっていません。

かぜをもたらすウイルスがどれだけあるのかは諸説あって定かではありませんが、数百種類あるのはたしかです。病原体の種類がそれだけ多いので、「かぜに効くワクチン」が開発されないのも無理はありません。あらゆるかぜに対応するのはきわめて困難です。

もっとも、かぜはそれほど重症化せず、死ぬこともほとんどない疾患なので、治療法があまり進歩しないのもやむを得ない面はあるでしょう。世の中には、早く治療法を確立しなければならない深刻な病気がたくさんあります。

咳や鼻水を止める、のどの痛みを抑える、熱を下げるなどの対症療法はいろいろありますが、かぜそのものを治すには、いまのところ患者自身の免疫がウイルスに打ち勝つのを待つしかありません。

インフルエンザ——感染力も重症度もかぜより高い

インフルエンザは、ウイルス性の上気道炎という意味ではかぜと変わりません。しかし、しばしば「猛威を振るう」と表現されるほど高い感染力があり、重症度も高いので、かぜとは別の感染症として扱うのが一般的です。100年前に世界中で大流行したスペインかぜも、インフルエンザウイルスによる感染症でした。

インフルエンザウイルスは、大きくA型、B型、C型の3種類に分けられますが、C型は滅多になく、ほとんどはA型かB型です（C型はあまり重症化せず、ワクチンも対象にしていません）。

ただし、どの型も変異によって性質が少しずつ変化していきます。今年A型にかかったからといって、翌年はB型だけ警戒すればいいということにはなりません。同じ型のインフルエンザに何度もかかる可能性もあります。ワクチンもウイルスの変異に合わせて作られているので、予防のためには毎年打つ必要があります。

インフルエンザが冬場に流行するのは、気温と湿度が低い環境でうつりやすい性質があるからです。とはいえ、暑い地域にインフルエンザがないわけでもありません。沖縄ではここ数年、夏場でも流行するようになりました。アジアの熱帯地域でも、1年中ダラダラとインフルエンザが発生するところがあります。

インフルエンザの致命率は一概には言えませんが、おおむね0・1パーセント以下です。新型コロナよりもかなり低い数字ですが、ふつうのかぜと比べれば圧倒的に高いので、やはり怖い感染症と言えます。高齢者や基礎疾患（持病）のある人が重症化しやすいのは、新型コロナと同じです。

ですから重症化リスクの高い人は、毎年ワクチンを打っておかなければいけません。そもそもインフルエンザのワクチンは、感染そのものではなく「感染したときの重症化」を防ぐのが最大の目的です。「打てば絶対にかからない」と思っている人も少なくありませんが、ワクチンを打っても感染そのものを防ぐ効果は50パーセント程度とされます。予防接種をしたからといって手洗い・咳エチケットなどの予防対策を怠ってはいけません。

「インフルエンザ迅速診断キット」は万能か

発熱や咳などインフルエンザの感染が疑われる症状が出ると、たいがいの人は医療機関で検査を受けるでしょう。鼻の奥に綿棒を突っ込まれるのはＰＣＲ検査に似ていますが、これは「イムノクロマト法」と呼ばれるもので、インフルエンザの抗原を検出する迅速診断キットです。

この迅速診断キットは、わずか10分で結果が出るというすばらしい技術ではあるのですが、残念ながら万能ではありません。最大の問題は、感度の低さです。

「本当にインフルエンザに感染している人のうち、この診断キットで陽性と判定される人の割合」は、およそ60パーセントと言われています。つまり、インフルエンザウイルスに感染した人１００人のうち、40人は陰性と判定されてしまうということなので、信頼性はあまり高くないと言わざるを得ません。

それだけではありません。インフルエンザを発症してからあまり時間が経っていないと、陰性になりやすいという傾向もあります。発症から12時間以内の検査では、感度が35パーセントまで下がるという報告もあります。感染者なのに陰性と判定される人のほうが多いことになり、ますます信用できません。

もちろん、医師は発症から間もないと迅速診断キットの感度が低いことを知っています。そのため、発熱したばかりの患者が来ると、「今日は検査をしても陽性にならない可能性が高いので、明日また来てください」などと言うケースもよくあります。

数年前に私の娘が39度の熱と咳、のどの痛みで受診したときもそうでした。娘の学校ではインフルエンザの流行で学級閉鎖寸前の状況だったので、医師もインフルエンザの可能性が高いと思ったはずです。

はたして、それでも再び翌日に受診して迅速診断を受けるべきでしょうか。

私は、不要だと考えます。そもそもインフルエンザの診断を下すのは、迅速診断キットではなく医師です。検査結果は、医師が判断する上で参考にする情報のひとつにすぎません。それ以外に十分な根拠があれば、検査せずに診断することはできるはずです。インフルエンザの流行期にインフルエンザと矛盾しない症状（発熱や咳など）があれば、約80パーセントの確率でインフルエンザだったという報告もあります。

娘のような状況であれば、わざわざクリニック内での感染拡大リスクを高めてまで、翌日に受診させる必要はないでしょう。

ですから私自身は、インフルエンザの流行期に典型的な症状が見られる場合、基本的には迅速診断を行いません（流行早期や症状が非典型的な場合など例外はもちろんあります）。検査の限界について説明した上で、「自分の見立てではインフルエンザの可能性がきわめて高い」という話をすれば、ほとんどの患者さんが納得してくださいます。

ただし、新型コロナが流行している現在は、インフルエンザなのか新型コロナなのかを鑑別するためにインフルエンザの迅速診断を行わざるを得ない場面もあります。新型コロナは、これまでの日常診療の内容も大きく変えています。

抗インフルエンザ薬のメリットとデメリット

インフルエンザの診断がなされた患者には、タミフルなどの抗インフルエンザ薬（インフル薬）を処方するのが「定番」です。しかし、やはり「定番」として使用されている迅速診断キットと同じく、こちらにも無視できないデメリットがあります。

抗インフルエンザ薬は、たしかにインフルエンザの治療薬として有効です。ただしその効き目は限定的で、重症化を抑える効果があるかどうかはまだ不明なのです。明らかになっている効果は、患者本人の免疫による自然治癒と比べて、インフルエンザの症状の持続期間が半日から1日ほど短くなることだけです。

しかも、その効果を得るには飲むタイミングが大事です。多くの臨床研究でインフル薬の有効性が証明されているのは、インフルエンザの発症から48時間以内に飲んだ場合にかぎられています。発症から2日以上経つとインフルエンザウイルスが体内で増殖してしまうため、それ以降は薬を飲んでも飲まなくても経過に変わりがありません。

しかしインフルエンザの症状は辛いので、多くの患者さんは薬を希望します。ただし薬には必ず副作用があり、インフル薬も例外ではありません。

よく処方されるタミフル（オセルタミビル）、リレンザ（ザナミビル）、イナビル（ラニナミビル）、ラピアクタ（ペラミビル）という４つのインフル薬はいずれも「ノイラミニターゼ阻害薬」と呼ばれるもので、効き方も副作用も共通しています。

いちばんよく見られる副作用は、嘔吐や下痢です。人によって程度の差はありますが、ひどい人はインフルエンザの症状よりも副作用の症状のほうが辛そうに見えるほどです。その副作用のために再び病院に行くこともあり、だったら薬を飲まないほうがよかったとも言えるほどです。

２０１８年に発売された新しいインフル薬ゾフルーザ（バロキサビルマルボキシル）にも、

嘔吐や下痢のほか、下血、鼻血、血尿などの出血症状があることが報告されています。これらの副作用があることを考えると、インフルエンザの症状がそれほど深刻ではない人は、インフル薬を飲まないという選択も当然あり得るでしょう。半日か1日だけ症状を短く済ませるメリットと、副作用のリスク（と薬代）というデメリットを天秤にかけて、どちらを取るかを考えるべきです。

ただし、5歳未満の幼児、高齢者、妊婦、基礎疾患のある人などは重症化リスクが高いため、インフル薬を積極的に投与することが推奨されています。このような方は、医師と相談して、少しでも早くインフル薬を服用するようにしてください。

インフル薬を飲んですぐに熱が下がったとしても、インフルエンザに感染した後職場や学校に復帰できるのは、「発症した後（発熱の翌日を1日目として）5日を経過し、かつ、解熱した後2日（幼児は3日）を経過するまで」です。症状がよくなってもインフルエンザウイルスの排出量はゼロにならず、周囲にうつしてしまう状態であることに変わりはないからです。

感染性胃腸炎――ノロウイルスは18個口に入るだけで感染

冬場に流行しやすい感染症は、インフルエンザだけではありません。激しい下痢や嘔吐を起こす感染性胃腸炎も、冬に流行期を迎えます。

その原因となる病原体としていちばん多いのは、圧倒的にノロウイルスです。冬季の食中毒の6割以上がノロウイルスによるものとされ、ノロウイルスによる食中毒の6割以上が11～2月に集中しています。「冬と言えばノロ、ノロと言えば冬」というぐらい、この季節におけるノロウイルスの存在感は大きいのです。

ではなぜ、冬にノロウイルスがそんなに流行するのでしょうか。

このウイルスは、海で二枚貝に取り込まれ、その内臓に濃縮して溜め込まれています。人間はそれを食べることで感染するのですが、加熱調理してあれば問題はありません。ところが冬場には、多くの人が好んで生で食べる二枚貝が旬を迎えます。そう、もともと海水のなかにいたノロウイルスは、牡蠣《かき》の生食を通じて人間の体内に入り込むことが多いのです。

もっとも、牡蠣から人間にうつるだけなら、そんなにノロウイルスが広まることはありません。いくら旬で美味しいと言っても、子どもから大人までみんなが生牡蠣を食べるわけでもないからです（あまり安価な食べ物でもありませんし）。

しかしこのウイルスは、吐《と》瀉物《しゃぶつ》や便などを通じて、ヒトからヒトに接触感染します。感染者の世話をした家族や友人などの近親者が感染し、そこからさらに広がっていく可能性があるわけです。また、ノロウイルスに感染した人がトイレに行った後などに手洗いをしっかりせず、その手で調理した料理を食べた人に感染することもあります。

その連鎖を起こさないためには、とにかく牡蠣を食べる前に加熱することが大事です。WHO（世界保健機関）などが定めたガイドラインでは、二枚貝のウイルスをやっつけるためには、85～90度の温度で中心部を少なくとも90秒間、加熱することが必要とされています。要するに「生牡蠣は食べるな」ということです。

「鮮度の落ちた牡蠣を生で食べるからいけないのだろう」――生牡蠣の名誉を守るために（？）そう言いたい人も多いと思いますが、牡蠣の鮮度と食中毒のリスクのあいだには、何の関係もありません。二枚貝は海水からノロウイルスを取り込んでおり、獲ったばかりのいちばん新鮮な牡蠣もそれを溜め込んでいます。鮮度が落ちるにしたがってウイルスがわいてくるのではありません。したがって、売り手が「どこよりも新鮮」と胸を張っていても、生で食べればノロウイルスに感染するおそれはあります。

さらに言えば、スーパーなどで「生食用」と明記して売っている牡蠣も、ノロウイルスに感染しないわけではありません。というのも、「生食用」と書けるかどうかの基準は、細菌の種類や量で決まっているからです。その基準さえクリアしていれば、ウイルスがいようがいまいが「生食用」と書けてしまいます。

ノロウイルスは、感染力が強いのが特徴です。わずか18個のノロウイルスが口から体内に入るだけで感染するとされているので、「とにかくウイルスがいればアウト」だと思っていたほうがいいでしょう。

致命率は０・０５パーセント程度とそれほど高くはありませんが、嘔吐や腹痛、下痢などの症状はほかの感染性胃腸炎よりも激しく、およそ半数の人には発熱もあります。それらの厳しい症状が２～３日ほど続くので、少なくとも私は（美味しいので本当は大好きなのですが）いまは決して生牡蠣を食べようとは思いません。

診断は、患者本人の症状や行動（牡蠣を食べたかどうかなど）、周囲の流行の状況などに基づいて行います。３歳未満および65歳以上には保険診療でノロウイルス検査キットを使うことができます。ただ、インフルエンザの迅速診断キットと同じく感度に限界があり、これで調べて陽性にならなかったからといって、ノロウイルスに感染していないとは言えません。

また、ノロウイルスに対してはワクチンもなければ治療薬もないというのが現実です。対症療法も、自分で水分の摂取ができない患者に点滴による水分補給をする程度です。いったんノロウイルス感染症にかかってしまうと、医療にできることはあまり多くありません。やはり「加熱調理」「手洗い」などの予防対策をしっかりとやって、自己防衛するのがいちばんです。

細菌性の食中毒——食材が新鮮でも感染リスクあり

ノロウイルス以外の食中毒は、鳥刺しなど鶏肉から感染することの多いカンピロバクターや、生卵からの感染が多いサルモネラ、おもに魚介類から感染する腸炎ビブリオ、病原性大腸菌Ｏ１５７など、細菌が原因になるものが数多くあります。日本ではあまり見られなくなりましたが、赤痢菌も水や食べ物から感染する食中毒の一種です。

　これらの細菌性の食中毒がノロウイルスと違うのは、「ヒトからヒト」への感染がほとんどないことです。赤痢菌はヒトからヒトへの接触感染があり得ますが、それ以外は感染の成立に必要な菌量がノロウイルスのように少なくないので、食べ物からは感染しても、その感染者から別の人には（よほど菌量が多ければ理論的にはあり得ますが現実的には）まずうつりません。そのため、同じものを食べた人たちのあいだで集団感染が起きることはあっても、それ以上は広がらないのです。

　食中毒は基本的に感染性腸炎なので、発熱と下痢がおもな症状です。しかし菌によって微妙に違います。たとえばカンピロバクターは高熱が出て、嘔吐や下痢もありますが、Ｏ１５７は高熱が出ないことが多く、吐き気もそれほど強くありません。その代わり、血便が出やすいのがＯ１５７の特徴です。

　予防策は、ノロウイルスと同じです。どの細菌も加熱すれば死ぬので、とにかく、しっかりと火の通ったものを食べるのが大事です。細菌だけでなく、たとえばトキソプラズマなどの寄生虫がいる馬肉を食べて食中毒になることもありますが、これも加熱すれば死にます。

加熱が必要なのは、肉や魚だけではありません。日本では生野菜のサラダを食べても問題ないことが多いのですが、とくにアジアやアフリカなどの発展途上国では水道水の処理が不十分で、野菜が糞便などで汚染されているおそれがあります。「旅行者下痢症」という疾患名もあるぐらいなので、旅先での食事には十分に気をつける必要があります。私は、海外では基本的に、火の通っていない野菜やカットフルーツは口にしないことにしています。

ところで、カンピロバクターにしろサルモネラにしろ、食中毒をもたらす細菌はそれぞれの動物の腸内にいる常在菌です。たとえばレバ刺しで食中毒になるのは、レバー（肝臓）を取り出すときに腸内細菌に汚染されるからです。腸内細菌なので、その動物自身は「感染」しているわけではありません。私たちが腸内細菌と共生しているのと同様、それらの細菌が体内にいるのがその動物にとっての常態です。

したがって、食材としての鮮度は高くても、病原体になる細菌がいる可能性はあります。生牡蠣のノロウイルスと同様、鮮度が落ちたり、腐ったりすることで感染リスクが高まるわけではありません。もちろん腐ったものを食べればおなかを壊すことがありますが、それと食中毒は別のものです。

たとえば最近は、前日に作ってひと晩寝かせた「2日目のカレー」は危ないと言われるようになりました。あれは、「腐るから危ない」のではありません。食べ物が腐るとカビが生えたりしますが、2日目のカレーが腐ってカビが生えることは、あまりないでしょう。

それでも2日目のカレーが危ないのは、ウェルシュ菌という細菌が繁殖しているおそれがあるからです。腐っているわけではないので、においも味もおかしくはなりませんが、細菌が増えてしまえば食中毒のリスクが高くなるのです。

麻疹(はしか)——世界でもっとも感染力の強い感染症のひとつ

感染症のなかには、1度かかると生涯にわたって続く免疫ができ、基本的には2度とかからないと考えられるものがいくつかあります。麻疹、風疹、水ぼうそう、おたふくかぜの4つは、そのなかでも多くの人にとって馴染み深いものでしょう。

どれも、世の中で流行したり、家族がかかったりすると、「自分はもう済ませたかどうか」が気になります。親御さんに電話して「オレ、子どものとき水ぼうそうやったんだっけ?」などと聞いたことのある人もいるのではないでしょうか。いずれも「子どもがかかりやすいウイルス性の感染症」なので紛らわしく、親のほうも「あれは水ぼうそうだったかしら、風疹だったかしら」などと記憶があやふやだったりもします。

ここからは、その4つを順に紹介していきます。まずは麻疹からです。

麻疹は基本的に呼吸器の感染症なので、発熱、咳、鼻水、のどの痛みなどの症状が出ますが、いちばんの特徴は全身に出る皮疹（ブツブツ）です。また、目が赤くなって目ヤニが出ることもあります。それらの症状が1週間ほど続きます。

おもに空気感染で広まる麻疹は、先述したとおり基本再生産数が最大18と高く、世界でもっとも感染力の強い感染症のひとつとされています。しかも、重症度がそこそこ高く、成人がかかると入院が必要になることもありますし、脳炎を起こして後遺症が残るケースもあります。

致命率は０・1〜０・２パーセント程度ですが、脳炎を起こした場合は15パーセントにまで上がってしまうので、やはり怖い感染症のひとつと言えます。

麻疹ウイルスは人間だけが持っている病原体なので、ワクチン接種が世界中に広まれば根絶は可能です。ただし、東南アジアやアフリカなどの発展途上国ではワクチン接種があまり行われていません。

日本では2度（1歳と6歳）の定期接種が行われているので、国内での感染はほぼなくなりました。麻疹は、93パーセント以上の人がワクチンを打った地域では集団免疫が成立し、流行しないとされています。２０１９年に三重県で麻疹が流行したときの感染源は、ある宗教団体の会議でした。その団体はワクチン接種を忌避していたために、免疫のない参加者たちがクラスターになってしまったのです。

また、数年前には沖縄で麻疹が流行しましたが、それはおそらくタイからの輸入感染だったと思われます。海外で感染した日本人が持ち帰ることで麻疹が発生することは少なくありません。国内の子どもはワクチンのおかげでほとんどかからなくなったので、いまは小児科医よりも私たちのような感染症内科医のほうが、麻疹をよく診ているでしょう。とくに私の勤務先は、日本でいちばん輸入感染症患者が多い病院です。そのため、麻疹の診断をすることもときどきあります。

　麻疹ウイルスはのどにたくさんいるので、診断の際は、そこから検体を採取してＰＣＲ検査に出します。ただ、このＰＣＲ検査は、コロナ禍でよく知られるようになった「行政検査」で、検査をやるかどうかは保健所の判断によります。病院側が検査したくて連絡しても、対象外とされてしまうことも少なくありません。

　その場合は、患者の血液を採取して抗体検査を行います。感染してすぐにできるIgMという抗体を測ることで、麻疹に感染したかどうかがわかります（ちなみに、血液検査では過去に麻疹にかかったことがあるかどうかも調べられますが、その場合に測るのはIgMではなく、IgGという抗体です）。もっとも、これは外注検査になるので、結果が出るまで1週間ほどかかってしまうのが難点です。

　多くのウイルス感染症と同じく、麻疹にも治療薬は存在しません。麻疹と診断された患者は、ほかの人にうつさないように隔離入院をし、症状が悪ければ点滴や人工呼吸などの対症療法を行いますが、基本的には自然に回復するのを待つだけです。

風疹——流行防止のカギを握るのは中年男性

麻疹と症状がよく似ているのが、風疹です。発熱、咳、鼻水、のどの痛み、全身の皮疹など、麻疹と同じ症状ばかりなので、「三日ばしか」とも呼ばれてきました。たしかに麻疹ほど長引かないものの、3日でよくなることはまずないので、決して軽い感染症ではありません。成人がかかれば、やはり麻疹と同様、重症化して脳炎を起こすこともあります。

風疹は飛沫感染なので、空気感染する麻疹と比べると、感染力はあまり高くありません。基本再生産数は6~7人で、インフルエンザより少し多い程度です。

とはいえ、対症療法しかないのは麻疹と同じで、ほかの感染症にはない風疹特有の怖さもあるので、油断してはいけません。いちばんの問題は、妊娠初期の女性が風疹ウイルスに感染すると、胎児が先天性風疹症候群という先天異常を起こすリスクがあることです。難聴、心疾患、白内障、精神や体の発達の遅れなどの症状を持った赤ちゃんが生まれてくることがあるのです。

2013年に日本で風疹が大流行したときも、それが多発してしまいました。あのときは関東を中心に1万4000人を超える感染者が出たのですが、それに加えて、先天性風疹症候群が45人も報告されたのです。風疹の流行を防ぐ最大の目的は、この先天性風疹症候群をできる

図表2-1　男性風疹患者の年齢と患者数、定期風疹ワクチン接種との関係

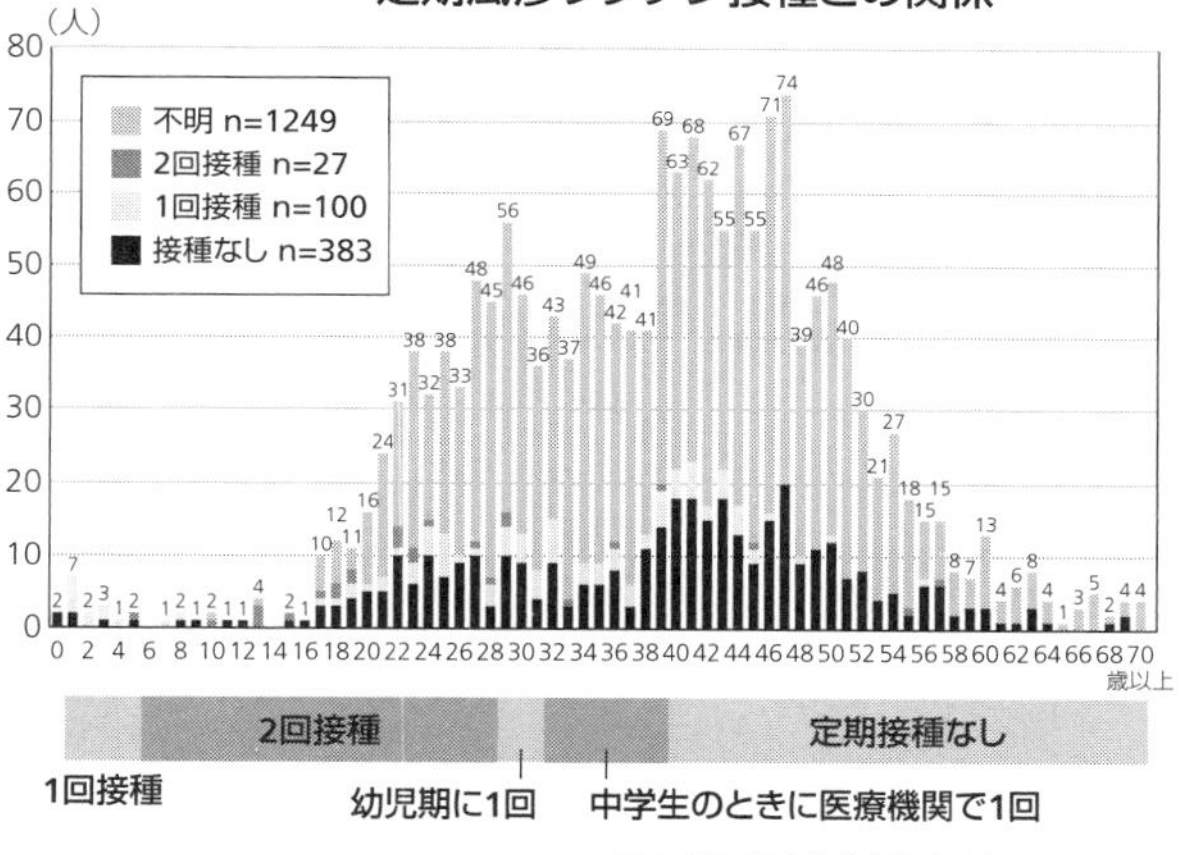

国立感染症研究所感染症疫学センターより

図表2-2　女性風疹患者の年齢と患者数、定期風疹ワクチン接種との関係

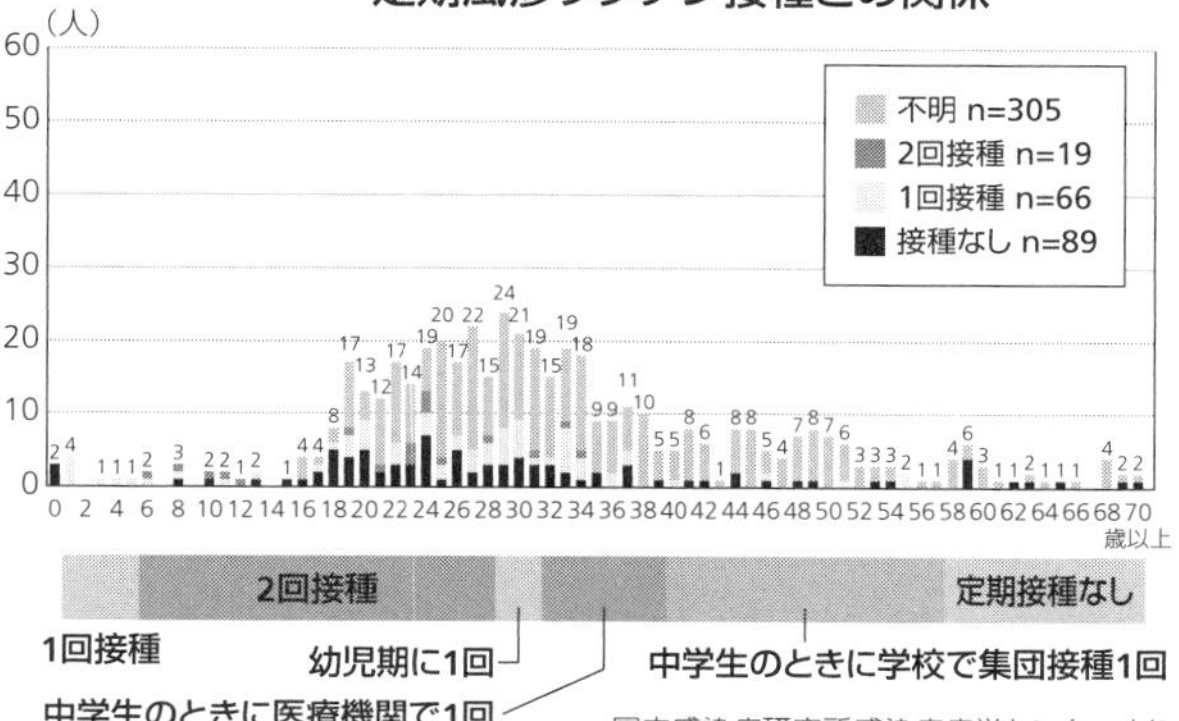

国立感染症研究所感染症疫学センターより

図表2-3　風疹の流行の流れ

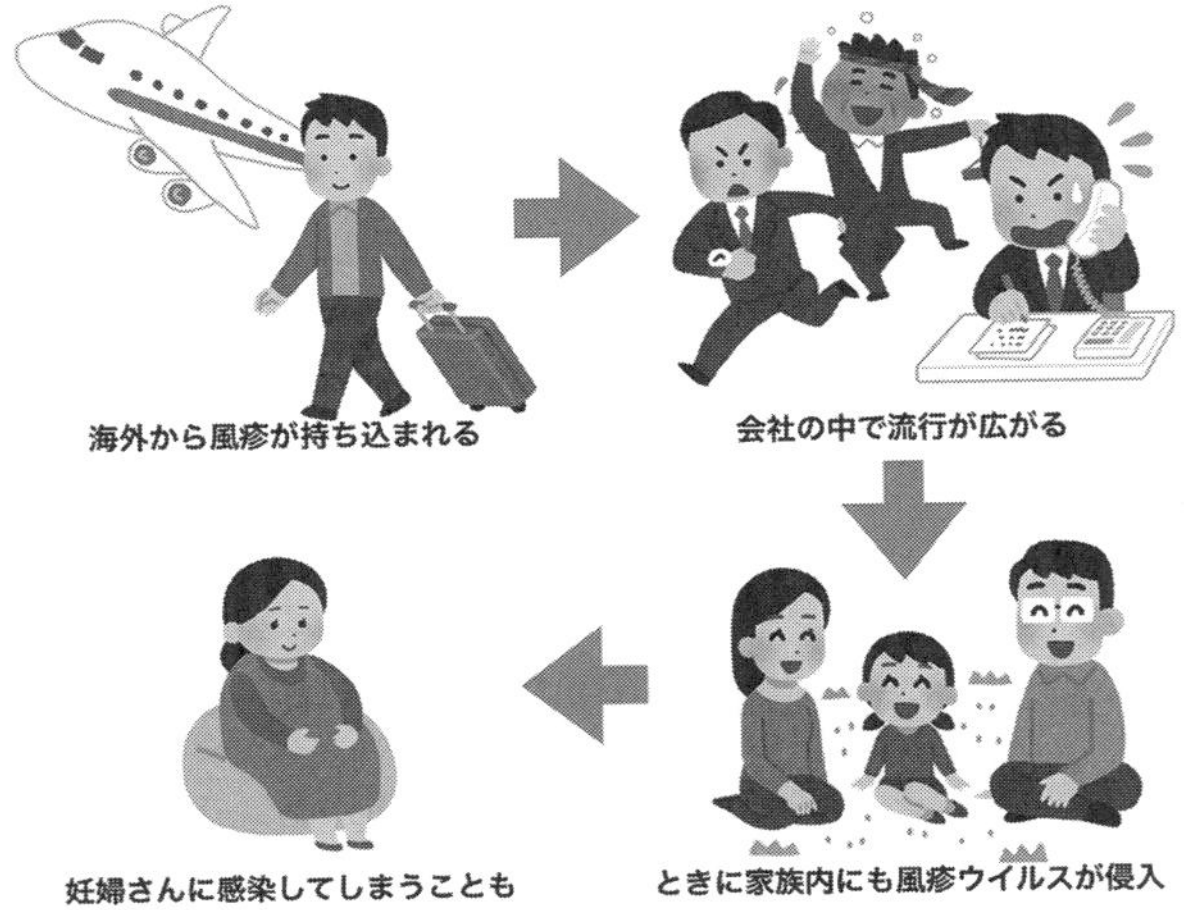

著者作成

かぎり減らすことにあります。

　そこでもっとも大きな役割を果たすべきは、じつは中年男性です。１９６２年（昭和37年）〜１９７９年（昭和54年）に生まれた世代は、女性は中学生のときに風疹ワクチンの定期接種を受けていますが、男性はその対象になっていませんでした。そのため、いま風疹に感染する人もその世代の男性が抜きんでて多くなっています。

　いま日本国内で流行する風疹ウイルスは、ほとんどが海外から持ち込まれたものです。その感染ルートを調べてみると、男性患者の大半が職場で感染しています。同じ職場で複数の感染者が出るケースも少なくありません。海外から持ち込まれた風疹ウイルスが企業内で広がり、それが家庭に持ち込まれれば、妊婦が感染するリスクが高まります。この流れを生み出さないためには、免疫のない世代の中年男性が風疹ワクチンを打って、感染を防ぐしかありません。

そのため厚生労働省は、その世代の男性を対象とする風疹ワクチンの定期接種を実施しています。まず抗体検査をして、抗体が低ければワクチン接種という流れです。麻疹風疹の混合ワクチンを選択できる自治体もあります（その場合は混合ワクチンをお勧めします）。

対象者には、それぞれの自治体から風疹の抗体検査とワクチン接種が無料で受けられるクーポン券が送られているはずなので、自分の体を守るためにも、これから生まれてくる次世代の未来を守るためにも、必ず利用してください。

水ぼうそう――一度感染すると体内から消えないヘルペスウイルス

水ぼうそう（水痘）も全身にブツブツができるウイルス感染症ですが、こちらは水疱（いわゆる水ぶくれ）なので、麻疹や風疹の皮疹とは見た目がかなり違います。

おもな症状は、発熱と全身のかゆみです。肺炎など呼吸器系の疾患を伴うこともありますが、頻度はあまり高くありません。

水ぼうそうは、飛沫感染、接触感染に加えて、空気感染もします。基本再生産数は5～7人で、風疹と同程度です。10歳以下の子どもがかかることが多く、学校や幼稚園などで流行することがよくあります。２０１４年からは水痘ワクチンが定期接種されるようになったので、症例は以前よりかなり減りました。２回接種すれば、予防効果はほぼ生涯にわたって続くと考えられています。

この水痘の原因となる病原体の名前は、「水痘ウイルス」ではなく、「水痘・帯状疱疹《たいじょうほうしん》ウイルス」と言います。人間に感染するヘルペスウイルスは８種類が知られており、これもそのひとつです。

ヘルペスウイルスは、いったん感染すると体内から消え去ることがありません。水痘・帯状疱疹ウイルスも、水ぼうそうが治った後、神経細胞に潜伏し続けます。疲労やストレス、加齢などによって免疫が低下するとそれが再活性化して増殖してしまい、帯状疱疹を発症することがあります。

帯状疱疹そのものは、基本的には他人にうつりません。ただし極端に免疫の弱っている人が帯状疱疹になると、ふつうは皮膚の一部にしか出ない疱疹が全身に広がることがあります。その場合は肺などの呼吸器にもウイルスが増殖し、そこから空気感染することがあると言われています。

麻疹や風疹と違い、水痘・帯状疱疹ウイルスには治療薬があります。単純ヘルペスウイルスにも有効なアシクロビルという抗ウイルス薬です。発症から間もない患者にこれを使うと、消失までの期間を短縮することができます。

おたふくかぜ——大人になってかかると重症化のリスク大

おたふくかぜは、耳の下のあたりが腫れて、お面の「おたふく」のようになるので、その名がついていますが、正式には「流行性耳下腺炎《じかせんえん》」と言います。原因となる病原体は「おたふくウイルス」ではなく、「ムンプスウイルス」というウイルスです（おたふくかぜのことを英語では「Mumps」と言います）。

耳下腺とは、耳の下のほうにある唾液腺のことです。そこにウイルスが入り込んで炎症を起こすため、腫れて「おたふく顔」になってしまうのがこの感染症の最大の特徴です。多くは両側の耳下腺が同時に腫れますが、左右どちらかだけのこともあれば、片側ずつ順番に腫れることもあります。それ以外にも、発熱や頭痛、咽頭痛などの症状があります。

重症化するケースはあまり多くありませんが、髄膜炎や脳炎を起こしたり、聴力障害の原因になったりすることもあるので、やはり侮れる感染症ではありません。とくに成人の場合は、膵臓に炎症を起こすこともあります。

また、思春期以降に感染した男性は精巣炎や副精巣炎を発症することもあります。それによって不妊症になることもないわけではありませんが、ほとんどは片側だけの炎症なので不妊の原因になることは非常にまれです。

おたふくかぜの治療薬は存在しないので、やはりこれもワクチン接種によって予防することが大事です。2004年の時点で、105カ国が「MMRワクチン」という麻疹・風疹・おたふくかぜの混合ワクチンを定期接種しています。日本でも一時期はMMRワクチンを接種していましたが、現在は、ムンプスワクチン単独の任意接種となっています。自治体によっては公費助成を行っています。いずれにしろ、大人になってからかかると重症化するおそれがあるので、早めに接種したほうがよいでしょう。

結核——過去の病気ではなく日本は「中蔓延国」

ウイルス性の感染症は「まだ治療薬がない」「できるのは対症療法だけ」というものが多く、いま挙げた4つも、治療薬があるのは水ぼうそうだけでした。「医学がこんなに進歩しているというのに」と意外に思った人もいるかもしれません。

しかし感染症のなかには、天然痘のようにワクチンによって根絶されたものもありますし、薬による治療が大いに発達しているものもあります。その代表が結核です。

かつて結核は「不治の病」とされていました。正岡子規や石川啄木などの著名人がこの病気で亡くなり、戦前までの日本を描いた映画やドラマでも悲劇的な運命の象徴として描かれることが多いので、「昔はおそろしい病気だったんだな」というイメージが広く共有されています。アニメ映画『風立ちぬ』でも、主人公の婚約者がサナトリウム（結核患者の療養所）に入院していました。昭和20年代まで、結核は日本人の死亡原因の第1位だったのです。

しかし、結核はもう「不治の病」ではありません。戦後はストレプトマイシンという抗菌薬が普及して治療が可能になり、現在は半年間かけて4種類の抗結核薬を組み合わせて投与する標準治療が確立しています。すべてが完全に治るわけではありませんが、致命率は1・8パーセント程度まで下がりました。

とはいえ過去の病気ではないので、油断は禁物です。治療法が飛躍的に進歩した反動なのか、「いまはもう撲滅された病気」だと思われがちですが、残念ながらそこまではいっていません。

とくに日本は治療法が確立する前の時代に感染した人が多いため、ほかの先進国よりも高い罹患率になっています。たとえば２０１８年の日本の新登録結核患者数は1万６７８９人で、10万人のうちおよそ13人という罹患率です。ちなみに米国は3人弱、フランスは8人弱です。

ほとんどの先進国は結核の「低蔓延国」ですが、日本は「中蔓延国」とされており、ときどき集団感染も発生しています。最近では、２０２０年7月に岡山市で6人が結核に感染したことがわかりました。感染者の多くは、高齢者です。若い頃に感染した人が、高齢になって免疫が弱ったところで発症するケースが多いと考えられます。

また、日本を含めた先進国の多くで問題になっているのは、外国人結核です。発展途上国では子どものときに結核菌に感染している人が多く、それが外国人労働者として移住してから発症するケースがあります。日本国内では、関東なら新宿区、関西なら大阪の西成区が外国人結核のホットスポットとなっています。私が勤務している病院は新宿にあるので、外国人の結核患者をしばしば診察しています。

結核の原因は、抗酸菌の一種である結核菌です。空気感染しますが、感染しても発症しない人が多い（すぐ発症する人は5パーセント程度しかいない）ので、基本再生産数で感染力の強さを見ることはありません。

感染症の多くはすぐに発熱して1週間ぐらい続きますが、結核は進行が遅いのが特徴です。当初はすぐに病院に行くような症状でもないので、受診した時点で「3カ月前から寝汗がひどい」「数カ月で体重が10キロ減りました」「何カ月も咳が続いています」といった症状を訴える人がよくいます。

映画などでは、登場人物が喀血することで初めて結核だとわかる――というシーンがしばしば描かれますが、あれは肺にできた空洞からの出血です。それほど悪化するまでには、寝汗、減量、咳などの症状が何カ月も前からあったはずです。

診断方法は、抗酸菌の培養検査やＰＣＲ検査のほか、レントゲンで肺に影があるかどうかを見たりします。結核は二類感染症に指定されているので、その診断を受けて結核菌を排菌していることがわかれば、隔離のため必ず入院しなければなりません。

結核のワクチンとしてはＢＣＧがありますが、これは感染を予防するものではなく、重症化を防ぐためのワクチンです。全身に結核菌が広がる粟粒《ぞくりゅう》結核という病態にはなりにくいとされていますが、その予防効果も絶対的なものではありません。そのため欧米ではＢＣＧを打たない国が大半です。

ＢＣＧは、新型コロナの発症を防ぐ、あるいは重症化を防ぐのではないかという仮説もありますが、これについてまだ結論は出ていません。

結核はヒトからヒトにうつる感染症なので、理論的には根絶することができます。ＢＣＧに代わる有効なワクチンの開発が待たれるところです。

日本脳炎――蚊が媒介する感染症

人類をもっとも死にいたらしめている動物は何でしょうか。２０１４年からビル・ゲイツ氏がオフィシャル・ブログ“Gates Notes”でそのデータを公開し、世界的に話題になりました。

２０１５年の３位は「ヘビ」で、年間およそ6万人。2位は「人間」で、年間およそ58万人。その残酷な人間を圧倒してぶっちぎりの1位に輝いた（？）のは、「蚊」です。年間の殺人数

図表2-4　地球上で最も多く人類を殺している動物

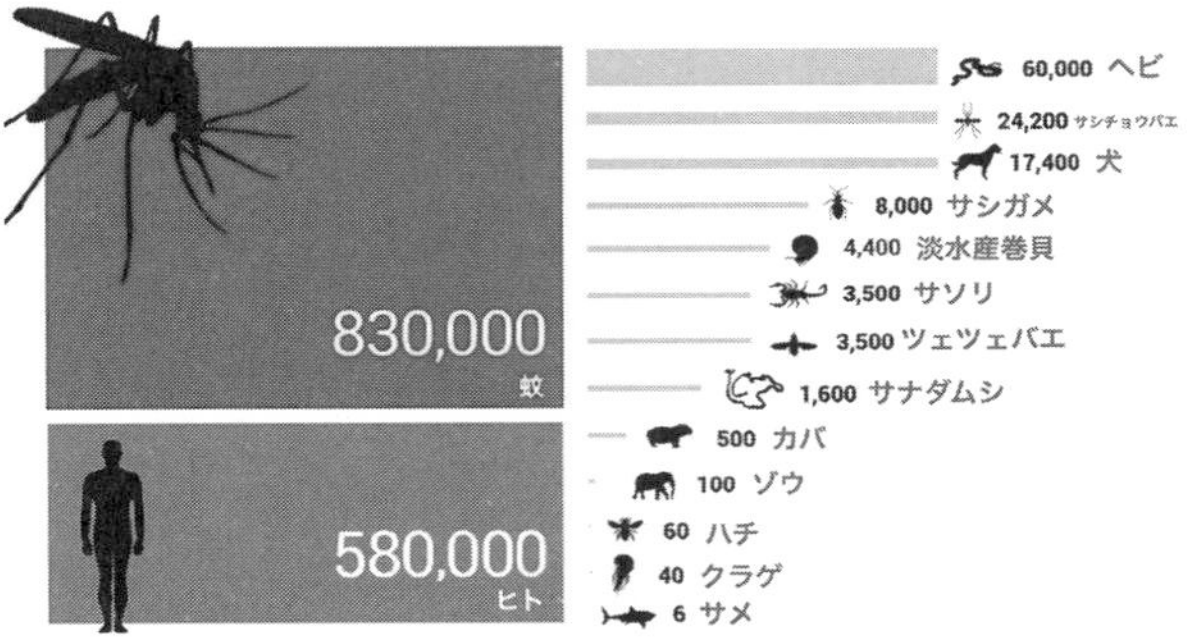

ビル・ゲイツ氏のFacebook（2016年10月11日）より

は、およそ83万人です。

蚊が媒介する感染症はわれわれ人類にとってきわめて大きな脅威です。ここからは、蚊媒介感染症の代表として、日本脳炎、マラリア、デング熱の３つを紹介していきましょう。

日本脳炎は、１８７１年に日本で臨床事例が報告されたことで、世界に知られるようになりました。日本で研究されたウイルスなのでこの名がついていますが、アジアの西太平洋諸国に広く分布します。

日本での感染源（リザーバー）は、おもにブタです。感染したブタから血を吸った蚊が媒介して、人間にうつります。意識障害、麻痺、痙攣《けいれん》がおもな症状です。感染した当初は発熱などかぜのような症状が1週間ほど続くことが多く、それから脳炎の症状が出てくるので、すぐには気づきにくい疾患です。治療薬はありません。

意識障害が後遺症として残ることが多く、3人に1人ぐらいは亡くなってしまうので、かなり怖い感染症のひとつです。しかし日本では日本脳炎ワクチンが定期接種になっているので、感染者は多くても年間10人程度、２０１８年は、１人も報告されませんでした。

ただしウイルスがなくなったわけではなく、ブタの抗体検査をすると毎年一定数の陽性が出ます。ブタと蚊のあいだを日本脳炎ウイルスが循環していることは間違いありません。仮にワクチン接種が途絶えるようなことがあれば、一気に蔓延するかもしれません。

マラリア——世界での死者数は年間でおよそ80万人

次に、マラリアです。日本脳炎はウイルスが原因ですが、こちらは「マラリア原虫」がハマダラカに媒介されます。日本にはハマダラカがいないので、国内でマラリアが流行する心配はありません。サハラ以南のアフリカを中心として、おもに熱帯に属する地域で流行しています。

年間の死亡者数は、およそ80万人に上ります。蚊が媒介する感染症のうち、世界でもっとも多くの人間を死にいたらしめているのがマラリアです。もっとも、その死亡者数は年々減少傾向にはあります。

国内で流行することはないとはいえ、アフリカなどマラリアの流行する地域に行けば、感染するおそれは当然あります。マラリアはまだ有効なワクチンがありませんが、予防策はあります。マラリアには予防薬があり、それを1日1回飲んでいれば、95パーセント以上の予防効果があります。アフリカなどのマラリア流行地域に旅行する際は、事前にトラベルクリニックなどでマラリア予防薬を処方してもらうようにしましょう。

マラリアには有効な治療薬もあります。それにもかかわらず多くの死者が出るのは、感染から重症化するまでが早いのが大きな要因です。マラリアは赤血球に感染し、時間を追うごとにどんどん増殖していくので、放っておくと5日ほどで重症化してしまいます。マラリアの流行する地域は医療体制があまり整っていないため、治療が間に合わないケースが多いのです。

医療体制が整っている日本でも、海外でマラリアに感染した人が、診断の遅れによって死亡してしまうことが年に1回ぐらいあります。診断が遅れる理由は、日本国内ではほとんど見られない病気なので、医師が診察の際にマラリアを想定しにくいことが挙げられます。

さらに、そもそも患者が海外に渡航したことを医師に伝えていないケースも少なくありません。海外に行ったと知らなければ、ますます医師はマラリアのことなど考えにくいでしょう。

デング熱――ワクチンも治療薬もまだ存在しない

デング熱もおもに海外で流行する感染症です。マラリアを媒介するハマダラカと違い、こちらを媒介するヒトスジシマカは日本にもいるので、国内で流行することもあります。外国でデング熱に感染した人が帰国後にヒトスジシマカに血を吸われると、次にその蚊に刺された人が感染するおそれがあるのです。

実際、２０１４年には渋谷区の代々木公園を中心に日本国内でデング熱が流行しました。２０１９年にも、沖縄の那覇市で国内感染が疑われるデング熱患者の発生が報告されています。

こうした感染を防ぐためには、海外で感染してデング熱の診断を受けた人は、帰国後に厳重に虫除けを使うなど、蚊に刺されないための対策を取らなければいけません。それ以前に、とくに熱帯や亜熱帯地方を訪れたときはなるべく肌の露出を避けるなどして、蚊に刺されないよう注意することが必要です。

デング熱の症状は、その名のとおりの発熱のほか、頭痛、関節痛、筋肉痛などです。また、熱が下がってきた頃に全身に皮疹が出るのもデング熱の特徴のひとつです。

デングウイルスは1型から4型まで4種類あり、どれかひとつの型に感染すると、同じ型には感染しません。しかし厄介なのは、しばらくしてデングウイルスに対する免疫が下がってくると、ほかの3種類に感染するおそれがあることです。しかも2回目の感染は、重症化の頻度が1回目の１００倍ぐらい高くなると言われています。したがって、1回感染したことのある人ほど、注意して予防する必要があります。

とはいえ、デング熱はワクチンも治療薬もまだ存在しません。ワクチンに関しては、有望視されたものが一時期ありましたが、そのワクチンを接種した人がデング熱にかかると重症化してしまうことがわかりました。ワクチンを打ったことで、初めての感染が「2回目」と同じような状態になってしまったわけです。当然ながら、そのワクチンはもう使われていません。現在は、武田薬品が新たなワクチンの開発を進めており、その登場が待たれるところです。

いまのところデング熱への対策は、「蚊に刺されないようにする」ことだけです。誰でも蚊に血を吸われるのはイヤだとは思いますが、「刺されてもちょっとかゆくなるだけだから」と、軽く考えている人がほとんどでしょう。

でも、蚊は人類の大敵です。感染症のことを考えると「かゆくなるだけ」では済まないので、虫除けには本気で取り組みましょう。虫除け剤は、「ディート」または「イカリジン」という成分を含むものが望ましいとされています。

ダニが媒介する感染症——マダニにかまれて死亡するケースも

用心すべき昆虫は、蚊だけではありません。日本国内では、ダニが媒介する感染症に気をつける必要があります。２０１９年にも、滋賀県、広島県、静岡県でマダニにかまれた人が死亡するケースが相次いで報告されました。いずれも、日本紅斑熱《こうはんねつ》という感染症です。

日本紅斑熱の症状は、発熱、頭痛、関節痛、皮疹などです。マダニにかまれてから2〜8日後に、これらの症状が出ます。農作業や登山などの野外活動をしてから数日後にこれらの症状に気づいたら、すぐに医師の診察を受けましょう。診断が遅れると命に関わりますが、早期に抗菌薬を投与すれば数日で解熱します。

日本紅斑熱の病原体は、日本紅斑熱リケッチア（*Rickettsia japonica*）という細菌です。これは、すべてのマダニが保有しているわけではありません。多くの都道府県で、その頻度は1パーセント未満。つまり、マダニにかまれても、日本紅斑熱にならないケースのほうが圧倒的に多いのです。

ですから、マダニにかまれただけでは、抗菌薬を飲む必要はありません。それより、かまれたときは、慌てて自分でマダニを引っこ抜かないようにしてください。下手に引っ張るとマダニのクチバシが残ってしまうことが多いので、病院できれいに取ってもらうことをお勧めします。じつは私もマダニにかまれて自分で引っこ抜こうとしたことがあり、残ったクチバシのところが肉芽になってしまいました。

日本紅斑熱はどちらかというと西日本に多い病気です。それに対して、北海道・沖縄をのぞく全国で見られるのが、ダニに似たツツガムシによるツツガムシ病です。症状は日本紅斑熱とほぼ同じで、やはり抗菌薬による治療が行われます。

では北海道は安全かというと、そうでもありません。米国で年間3万人を超える患者が報告されて社会問題になり、歌手のジャスティン・ビーバーさんがかかってニュースにもなったライム病が、国内では北海道でいちばん多く発生しています（年間10例弱ではありますが、過少に報告されている可能性があります）。

ライム病もマダニが媒介する細菌性の感染症です。特徴は、初期に「遊走性紅斑」という皮疹が出ることです。最初はマダニにかまれた部分だけに出現しますが、放っておくと全身に移動します。その時期に治療を始めれば進行を止められますが、治療をしなければ心臓、神経、関節、眼などに症状が現れ、さらに進行すると慢性関節炎や末端皮膚炎などになってしまいます。

ですから、ライム病が疑われる症状が出たら、早めに診断を受けて抗菌薬による治療を受けなければいけません。抗菌薬による治療期間はケース・バイ・ケースですが、だいたい2〜4週間かけて行います。

また、治療を終えた患者の約10パーセントが、6カ月以内に、倦怠感、集中力の低下、全身の関節痛や筋肉痛などを訴えるのもライム病の特徴のひとつです。これは「ライム病後症候群」と呼ばれ、半年以上も続くことがあります。

さらにもうひとつ、マダニによる感染症を紹介しておきましょう。「重症熱性血小板減少症候群」という長い名前の感染症で、「ＳＦＴＳ」という略称で呼ぶのが一般的です。ここまで

**図表2-5　山や草むらでの野外活動時の
マダニから身を守る服装**

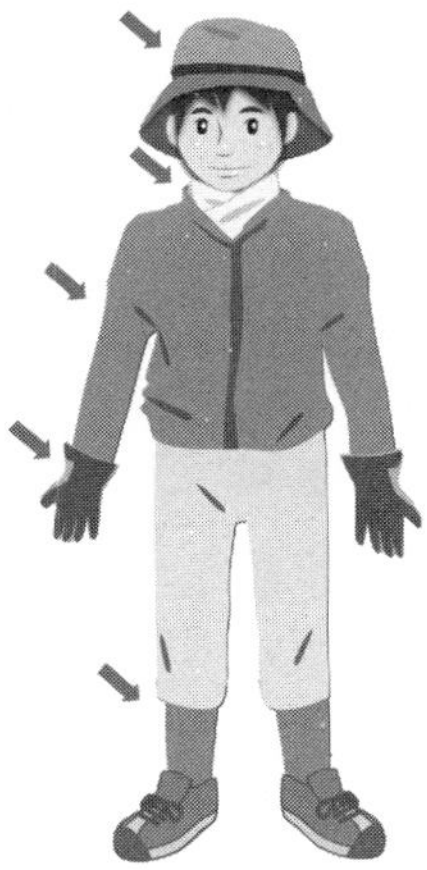

厚生労働省ポスターより

挙げたマダニ由来の感染症はいずれも細菌が病原体でしたが、これの原因はウイルスです。ＳＦＴＳウイルスは、発見されてからまだ10年も経っていません。日本では２０１３年に初めて見つかりました。

ＳＦＴＳの特徴は、何といってもおよそ３割という致命率の高さです。国内の感染者はいまのところ年間１００人ほどなので、毎年30人前後がこの病気で亡くなっていることになります。症例が多いのは、中国、四国、九州などです。ＳＦＴＳウイルスを保有するタカサゴキララマダニやフタトゲチマダニは、西日本に多く棲息しています。

ＳＦＴＳに対しては、いまのところ効果が証明された治療薬がありません。新型コロナの治療薬として期待されたアビガンが効くのではないかと考えられ、臨床試験も行われましたが、現時点ではまだ治療薬としては使用できません。

　このように、治療法がなく、致命率の高い病気もあるので、マダニの場合も蚊と同様、刺されないように予防を徹底することが大事です。マダニに対しても、ディートやイカリジンを含む虫除け剤が有効です。野外活動をするときは、肌の露出の少ない服装をした上で、虫除け剤も必ず使ってください。

ペスト——21世紀に入っても世界各地で感染報告あり

　新型コロナの流行で、過去に大きな被害を出した疫病への関心も高まりました。ペストもそのひとつで、あらためて、カミュの『ペスト』を読んだ人もいるでしょう。

「黒死病」と呼ばれて恐れられた中世ヨーロッパにおける大流行がよく知られていますが、ペストは決して昔の病気ではありません。日本国内では１９２７年以降は感染例がありませんが、21世紀に入ってからも、マダガスカル、コンゴ民主共和国、ペルー、米国などをはじめとして、世界各地で感染が報告されています。

　２０１７年にはマダガスカルの首都アンタナリボなどで肺ペスト患者のアウトブレイクがあり、２３００人以上が感染、２００名を超える死者が出ました。このケースを見てもわかるとおり、8～10パーセント程度と致命率が高いのがペストの特徴です。治療をしなければ、致命率はエボラ出血熱よりも高くなります。

　ペストの病原体は、ペスト菌（*Yersinia pestis*）という細菌です。ノミの吸血によって感染する腺ペスト、ネズミなどの齧歯《げっし》類《るい》や感染したヒトから飛沫感染する肺ペスト、それらから進展するペスト敗血症の３つに分類されます。ふだんはノミと齧歯類のあいだをサイクルしているペスト菌が、そのどちらかからヒトにも感染し、さらにヒトからヒトへの感染も起こるのです。

図表2-6　著者がマダガスカルで撮影したペスト菌

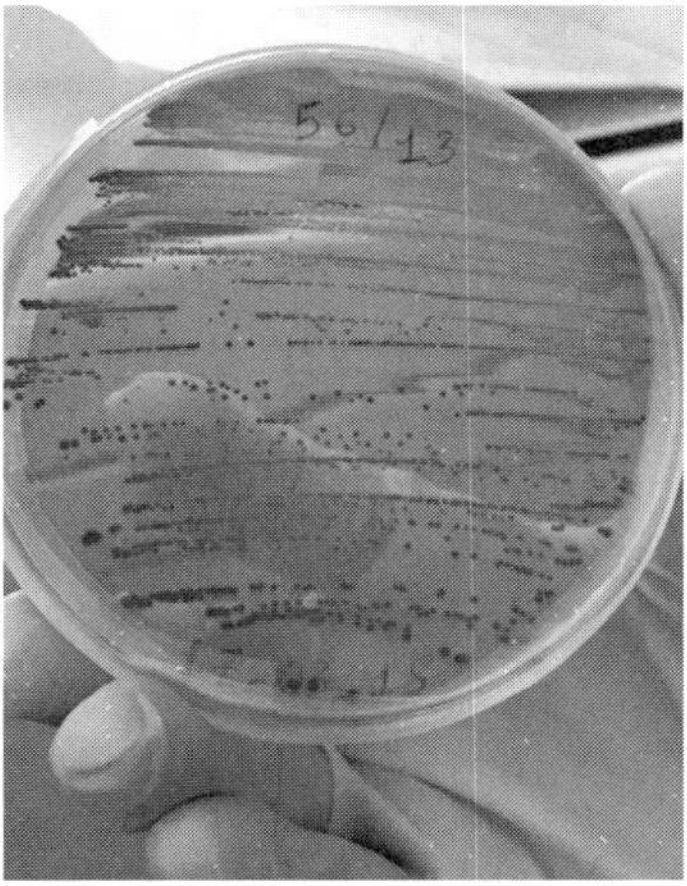

　通常はペスト菌に曝露してから１～７日の潜伏期間を経て高熱、頭痛、嘔吐などの症状が出ます。肺ペストは腺ペストよりも潜伏期間が短く、呼吸困難や血痰など呼吸器症状が急激に進行します。

　肺ペストの割合はペスト全体の数パーセントとされていますが、２０１７年のマダガスカルのアウトブレイクでは肺ペスト患者のほうが多く報告されました。一方の腺ペストは、ノミに刺された部位のリンパ節が腫れて皮疹が現れるのが特徴です。

肺ペストも腺ペストも、10パーセント程度は敗血症を起こして全身の出血斑、壊死が出現し、治療をしないと数日から1週間程度で致死的な状態になります。治療は、ストレプトマイシンやゲンタマイシンなどの抗菌薬を使用します。

万が一、日本国内でペストが発生した場合は、各都道府県にひとつ以上ある政府指定の医療機関（特定感染症指定医療機関または第一種感染症指定医療機関）で隔離され、治療が行われることになります。もっとも、感染者が出る可能性は高くはないでしょう。日本全国の検疫所で、齧歯類がペスト菌を保有しているかどうか定期的に調査されていますが、近年、ペスト菌が見つかったことはありません。

性感染症――リスクが高い人は定期的にスクリーニング検査を

ヒトからヒトにうつる感染症はいろいろありますが、そのなかでも性行為によって感染するものを「性感染症」と呼びます。生殖器同士の接触による感染だけではなく、オーラルセックスなどで感染するものもこれに含まれます。

性感染症としてよく知られているのは、梅毒、淋病、クラミジアなどの細菌性感染症です。HＩＶも、すべてがそうではありませんが性感染することの多い病原体です。また、食べ物から感染することの多いA型肝炎や赤痢アメーバなども、性行為で感染することがあります。子宮頸がんも、それ自体は感染症ではありませんが、原因となるヒトパピローマウイルスは性行為で感染するものです。

性感染症のなかでも、日本でとくに多いのは梅毒です。

症状は1～3期に分かれており、1期では陰部に潰瘍ができます。その潰瘍に梅毒菌（梅毒トレポネーマ）がいるので、この状態で性交渉をすると相手にうつります。ほぼ3割程度の確率で感染するとされているので、感染力はかなり高いと言えるでしょう。コンドームを使用しても完全には防げないので、潰瘍に気づいた時点で、性行為はやめるべきです。

この潰瘍は放っておいてもしばらくすると消えますが、病気の進行が止まったわけではありません。2期梅毒の段階に進むと、全身の皮疹、発熱、のどの痛み、関節痛、脱毛などの症状が出てきます。

さらに進行すると、梅毒菌はいるけれど症状がなくなる「潜伏期梅毒」という状態を経て、3期梅毒という段階になります。ここまで進行すると、脳に梅毒菌が移動して脳炎を起こしたり、顔面や胸骨などに「ゴム腫」というしこりが現れたり、感染性大動脈瘤を起こしたりなど、重篤な症状が出てきます。

ただし現在は、抗菌薬による治療が定着しているので、3期梅毒まで進むことはほとんどありません。２期梅毒の段階で２〜４週間ほど抗菌薬を投与すれば、基本的には治ります。

しかし梅毒は一度かかっても免疫ができないので、ワクチンがありません。何度でもかかるのが、梅毒の怖いところです。不特定多数の相手としばしば性交渉をするなど、感染しやすい行動パターンを変えることができずに、10回以上感染する人もいます。

淋病やクラミジアも、梅毒ほど多くはありませんが、若い年代のあいだでよく見られます。どちらも症状は似ており、男性の場合、メインは尿道炎です。排尿時にしみるような痛みを感じたり、尿道から膿が出たりします。女性の場合は自覚症状がないことも多いのですが、おりものが増えたり、子宮頸管炎を起こしたりすることがあります。

また、どちらもキスやオーラルセックスなどを通じてのどに感染することも少なくありません。挿入時にコンドームを使用するだけでは、生殖器からのど、のどから生殖器への感染を防ぐことはできません。

クラミジアの場合、女性は放っておくと肝周囲炎という肝臓の周りの炎症を起こして、入院が必要になることがあります。淋病も全身に菌が飛び散って重症化することがあります。淋病は、女性の不妊の原因にもなるおそれがあります。免疫ができず、何度でも感染するおそれがあるのは、梅毒と同じです。どちらも軽く考えてはいけません。

治療はいずれも抗菌薬を使います。クラミジアは内服、淋病は点滴や注射で１回投与するのが基本パターンです。淋病のほうは、抗生物質が効きにくい耐性菌が増えてきています。

淋病とクラミジアは合併しているケースも少なくありません。症状だけでは区別しにくいので、どちらも同時に治療することも多いです。どちらかが疑われる場合は病院で検査を受けてください。

性感染症のリスクが高い人は、定期的にスクリーニング検査を受けることが望ましいです。また、自分が性感染症と診断された場合には、パートナーにも検査を受けてもらって治療をしないと、ピンポン感染を繰り返してしまう点にも注意しましょう。

以上、この章では昔から私たちの周囲にある感染症を紹介してきました。性感染症にはいわゆるエイズの原因となるＨＩＶ感染症もありますが、これについては「新興感染症」をテーマとする次章でお話しすることにしましょう。

第3章 次々と発生する新興感染症

新興感染症はなぜ発生するのか

前章で見たとおり、まだ予防も治療も困難な感染症はたくさんあります。しかしワクチンや抗生物質など医療の進歩によって、人類は「防げる感染症」や「治せる感染症」を着実に増やしてきました。

ならば、これから予防法や治療法を開発すべき感染症のリストは減っていくはずですが、そうとはかぎりません。克服する感染症がある一方で、いままで人類が知らなかった病原体による感染症が出現し続けるからです。自然界は、私たち人間の社会に、次々と新しい病原体を送り込んでくるように見えます。

ＷＨＯ（世界保健機関）が天然痘の根絶宣言を行ったのは１９８０年のことでしたが、その４年前の１９７６年にはエボラ出血熱を引き起こすエボラウイルスが発見されています。１年後の１９８１年には最初のエイズ患者が報告され、１９８３年にはエイズの病態を引き起こすＨＩＶ（ヒト免疫不全ウイルス）が発見されました。それ以降、30種類以上の感染症が新たに見つかっています。そして２０１９年には、COVID-19（新型コロナウイルス感染症）が見つかりました。

それが、この章で扱う「新興感染症」です。正式な定義はなく、公的な機関が指定するわけでもありませんが「かつて知られていなかった、新しく認識された感染症で、局地的あるいは国際的に、公衆衛生上問題となる感染症」を新興感染症と呼びます。前章で紹介したもののなかでも、ＳＦＴＳはかつては存在が知られていなかった感染症なので、新興感染症のひとつということになります。

先ほどから「発見された」「見つかった」という言い方をしているとおり、新興感染症の病原体となるウイルスや細菌などの微生物は、突如として地球上に現れたわけではありません。ずっと昔から存在していたけれど、われわれ人類がそれに気づいていなかっただけというものがほとんどだと思います。

ではなぜ存在に気づかなかった病原体が、「発見」されるのでしょうか。理由を科学的に検証するのは難しいのですが、ひとつの理由として考えられるのは、環境の変化です。

新興感染症の病原体の多くは、コウモリなどの野生動物が保有していたものです。人間が接近しなければ、感染することはありません。しかし人間側が森林を開発するなどして環境を変えると、動物との距離が近づきます。

その結果、それまで知らなかった病原体に曝露する機会が生じます。病原体を持つ動物の肉を食べてしまうこともあるでしょうし、蚊やダニのように野外活動の最中に接触することもあるでしょう。動物からヒトに感染するだけならあまり広まらないこともありますが、ヒトからヒトにも感染する病原体の場合は、今回の新型コロナのように一気に広まって、人類社会全体の脅威となるわけです。

エボラ出血熱——1976年発生。致命率60パーセント弱

1976年にスーダン南部で最初の症例が見つかったエボラ出血熱も、まだ特定はされていないものの、コウモリが感染源として有力視されています。サルを食べる習慣のある感染国では、サルからヒトへの感染が疑われる事例も報告されていますが、サルもコウモリなどから感染したのかもしれません。いずれにしろ、動物由来のウイルスであることは間違いないでしょう。

症状は、まず発熱、頭痛、関節痛など、その後、嘔吐や下痢など消化器の症状が出ます。その吐瀉物や便、血液などの体液を通して、ヒトからヒトへ接触感染することが多いようです。さらに進行すると、2週目以降に多臓器不全などが起きて重症化します。致命率は60パーセント弱となっています。

病名は「出血熱」ですが、すべての感染者に吐血などが起こるわけではありません。血液の凝固異常が起きて血小板の数値なども低下するので、出血のリスクはたしかに高まりますが、実際に出血の症状が出るのは全体の1割弱です。そのため海外では「エボラ出血熱」ではなく

「エボラウイルス病」と呼ぶことが多くなりました。

治療法はまだ薬も含めて確立していませんが、近年になって、有効だと見られる薬が2つほど見つかっています。順調に研究開発が進めば、広く一般的に使われるようになるかもしれません。

ワクチンはWHOによって有効性を確認されたものがあり、一般に販売されるところまではいたっていませんが、すでに流行地域では使用されています。感染者に接触した人にワクチンを接種して発症を防ぐなどした結果、死者数の増加を食い止めることに成功したという報告もなされました。

致命率はきわめて高いエボラ出血熱ですが、感染力はあまり高くありません。欧米での発症例はありますが、いずれもアフリカで感染したもの、もしくはアフリカで感染した人から感染したものです。基本的には、アフリカ大陸から外に広がらずに済んでいます。

日本でも、エボラ出血熱が疑われる患者さんはときどき入ってきますが、まだ確定したケースはありません。

エイズ——1981年発生。治療薬が開発された

エボラ出血熱の5年後、1981年に初めて見つかったエイズ（AIDS=後天性免疫不全

症候群）は、ＨＩＶ（ヒト免疫不全ウイルス）という病原体による感染症です。

「エイズ」と「ＨＩＶ」は同じものだと思っている人が多いようですが、ＨＩＶに感染した人がみんなエイズになるわけではありません。ＨＩＶに感染した人が、免疫の低下によってカンジダ症、化膿性細菌感染症、カポジ肉腫、ＨＩＶ脳症など23ある合併症のいずれかを発症した状態のことを「エイズ」と言います。

ＨＩＶの感染経路は、輸血や麻薬の回し打ちなどによる血液感染や母親からの垂直感染もありますが、圧倒的に多いのは性行為による感染です。とくにリスクが高いのは、出血を伴う性行為です。男性同士の性行為でＨＩＶが感染しやすいのも、肛門性交は出血しやすいからです。

ＨＩＶの感染力は、感染者が保有するウイルスの量にも左右されるので、一概には言えません。ただ、感染者との性行為で3割近くも感染する梅毒ほど感染力が高くはないのはたしかです。肛門性交ではリスクが上がりますが、そうではない性行為で感染者からうつる可能性は、０・０５～０・１パーセント程度でしょう。とはいえ、日本ではＨＩＶ感染者が確実に増加しているので、コンドームの使用などの予防策は必須です。

クイーンのフレディ・マーキュリーの生涯を描いて２０１８年に大ヒットした映画『ボヘミアン・ラプソディ』を見てもわかるとおり、かつてエイズは「不治の病」と思われ、恐れられていました。しかし現在は治療薬が開発されており、完治するわけではないものの、ウイルスをゼロに近いレベルまで減らすことができます。

そもそもＨＩＶが怖いのは、Ｔリンパ球に感染することで免疫力が奪われるからです。それによって、ニューモシスチス肺炎やクリプトコッカス髄膜炎など、健康な人はまずかからない日和見《ひよりみ》感染症（正常の宿主に対しては病原性を発揮しない病原体が、宿主の免疫力が低下しているときに病原性を発揮して起こる感染症）を引き起こして死にいたります。しかし、いまは3種類の薬を毎日飲み続けることで、Ｔリンパ球の数が正常な値に戻ります。

投薬をやめるとウイルスが増えるので、いまのところは生涯にわたって薬を飲み続ける必要がありますが、早期に診断を受けて治療を始めれば、もうＨＩＶで死亡することはほとんどありません。

また、薬でウイルスがゼロに近くなっている状態では、性行為をしても相手には感染しないと考えられています。もちろん、性行為で感染するのはＨＩＶだけではないため、コンドームなどの対策は必要ですが、性行為ができなくなるわけではありません。

では、どうすれば早期にＨＩＶ感染に気づくことができるのでしょうか。

感染から4週間ほど経った段階で、発熱や全身の皮疹など「急性ＨＩＶ感染症」と呼ばれる症状が出る人もいますが、それ以降は潜伏期に入り、5年ぐらい経過してからエイズを発症するのがよくあるパターンです。その段階で診断されると重症化してしまうことがあるので、急性ＨＩＶ感染症が出なかったり、出てもそれに気づかなかった場合は、何も症状のない潜伏期に診断を受ける必要があります。

とはいえ、無症状なのに感染を疑って病院に行く人はあまりいないでしょう。ＨＩＶの場合、「定期的な検査が大事」と言われるのはそのためです。リスクの高い男性の同性愛者だけでなく、よく風俗店を利用するなど性的な活動性の高い人は、梅毒や淋病なども含めて、定期的に検査を受けるようにしましょう。

SARS――2002年発生。初の動物由来コロナウイルス感染症

エボラ出血熱やＨＩＶ感染症は見つかってから40年ほど経つので、もはやそれほど「新しい病気」という印象を受けないかもしれません。私自身、物心ついたときには、それらの病気はすでに存在していたので、「こんな感染症が出現したのか！」というショックは味わっていません。

その意味では、新型コロナが出現したとき、多くの人が似たケースとして思い出したのは、21世紀に入ってから現れたＳＡＲＳ（２００２年）、新型インフルエンザ（２００９年）、ＭＥＲＳ（２０１２年）などの新興感染症でしょう。いずれも、未知のウイルスに感じた不気味さを覚えている人が多いと思います。

ＳＡＲＳ（重症急性呼吸器症候群）は２００２年11月に中国の広東省で最初の症例が報告されましたが、中国政府が２００３年２月までその発生をＷＨＯに公式報告しなかったために国際的に批判を受けました。そもそもの発生源がどこなのかは不明ですが、ＳＡＲＳコロナウイルスはもともとコウモリが持っていたことはわかっています。それが中国で売られているハクビシンを経由してヒトに感染した可能性が指摘されています。

ＳＡＲＳコロナウイルスは、コロナウイルスの一種です。それ以前もかぜの原因となるヒトコロナウイルスは４種類が知られていましたが、動物由来のコロナウイルス感染症はＳＡＲＳが初めてです。今回の新型コロナウイルスは、遺伝子の配列がＳＡＲＳコロナウイルスとかなり近いので「SARS-CoV-2」（ＳＡＲＳコロナウイルス２）と名づけられました。

ＳＡＲＳの症状も、発熱、咳、のどの痛みなどは新型コロナとよく似ています。ただ、下痢などの消化器症状の頻度が高いところは、新型コロナとやや異なる点でしょう。また、基本再生産数は２〜５程度と新型コロナと大差ありませんが、致命率は９・４パーセントとＳＡＲＳのほうが高くなっています。

中国から始まったＳＡＲＳは、ベトナムやシンガポールなどのアジア諸国のほか、米国やカナダにも広まりましたが、日本では症例が出ないまま終息しました。感染者を見つけて診断を下して隔離することで、他国への感染拡大を断つことができました。

もっとも、それだけの対策であらゆる感染症を終息させられるわけではありません。SARSの場合、無症状や軽症の感染者からはあまり他人にうつらず、重症化してから感染力が高まる傾向があったために、終息させることができた可能性もあります。重症化した人はあまり移動せず、他人と接触する機会が少ないので、広まりにくいのです。

これは第4章で詳しくお話ししますが、新型コロナの場合は無症状でも感染力がある点が、SARSとの大きな違いのひとつです。

新型インフルエンザ——2009年発生。WHOがパンデミック宣言

2009年に流行した新型インフルエンザは、SARSと違って、日本国内でも多くの感染者を出しました。当時の舛添要一厚生労働大臣が毎日のように記者会見をするなど大きな騒動になったので、覚えている人も多いでしょう。水際対策で上陸を食い止めることはできず、同年11月に国立感染症研究所が発表した時点で、患者数は累計で900万人を超えていました。

このウイルスは、ブタ由来のインフルエンザウイルスです。それが動物からヒト、そしてヒトからヒトに感染するようになったのでしょう。まず2009年4月にメキシコと米国で、症例が確認されました。5月には日本国内での感染が確認され、その後急速に感染が拡大します。6月にはWHOがパンデミックを宣言しました。当初は「死亡率が高い」と報道されたことも

あって、緊張感が高まりました。

しかし結果的に、この新型インフルエンザ（Ａ型Ｈ１Ｎ１亜型インフルエンザ）はそれほど重症化するものではなく、死者は出たものの、それほど深刻な事態とはなりませんでした。

ただし流行が終息したわけではなく、Ａ型の季節性インフルエンザのひとつとして、いまも残っています。もともとＡ型のインフルエンザは「Ａソ連型」と「Ａ香港型」が主流でしたが、このＨ１Ｎ１インフルエンザが「Ａソ連型」に取って代わる形になりました。

今回のコロナ禍では、新型コロナウイルスのことを「ふつうのインフルエンザウイルスと同じだから、そんなに騒ぐ必要はない」などと言う人もいました。その多くは、２００９年の新型インフルエンザの記憶が蘇ったからではないかと思います。大騒ぎしたわりにただの季節性インフルエンザにすぎなかったのだから、新型コロナもそうに違いないというわけです。

しかし、新型コロナをＨ１Ｎ１インフルエンザと同じと見なしていい根拠はまったくありません。そもそも両者は、致命率が大きく違います。Ｈ１Ｎ１インフルエンザの日本における致命率は、０・０１〜０・１パーセントにすぎません。それに対して新型コロナは、２０２１年２月の時点で１・５パーセントです。

新興感染症は、私たち人類が初めて出会う脅威です。その性質がわかるまでには、時間がかかります。Ｈ１Ｎ１インフルエンザは騒いだわりに大したことはありませんでしたが、逆に、

「大したことはないだろう」と侮っていたものが実は強敵だった、ということもあり得ます。性質がはっきりするまでは、脅威を軽く見ずに慎重に対処することが大原則だと思います。

MERS――2012年発生。ヒトコブラクダからヒトに感染

日本では、２０１５年に韓国で流行したときにＭＥＲＳという感染症の存在を知った人が多いかもしれません。しかし「中東呼吸器症候群」という名のとおり、これはもともと２０１２年に中東で発見された感染症です。韓国で流行したきっかけも、中東に出張していた男性が持ち込んだことでした。もっとも多くの症例が報告されているのは、サウジアラビアです。これまでに報告されたＭＥＲＳ患者約２５００例のうち、８割以上にあたる約２１００例がサウジアラビアです。

病原体のＭＥＲＳコロナウイルスは、ＳＡＲＳと同様、動物由来です。コウモリからヒトコブラクダにうつり、ヒトコブラクダの涎《よだれ》などの飛沫、加熱の足りないミルク、肉などを通じて人間に感染します。

ヒトからヒトへの感染力はあまり強くなく、基本再生産数は1を切る程度です。しかし病院内や家族間などのかぎられた環境では咳やくしゃみなどによる飛沫感染が起こります。そのため韓国では中東から持ち込んだ男性から広がり、最終的には１８６人が感染しました。１人で

86人に感染させたスーパースプレッダーがいたことも、感染が拡大した要因です。

主な病態は肺炎です。この感染症が怖いのは、ヒトからヒトへの感染力が弱い代わりに、致命率が高いことです。韓国では、およそ２割の感染者が死亡しました。世界全体では、感染者の34・４パーセントが死亡しています。

韓国では徹底したＰＣＲ検査と隔離によって流行が終わりましたし、日本にはいまのところ入ってきていません。しかし、ヒトコブラクダとともに生活をしている中東では今後も根絶は難しいでしょう。ワクチンや治療薬も確立していないのが実情です。日本への持ち込みについても警戒しておく必要があります。

ジカ熱――2007年発生。妊婦の感染で胎児に先天異常のリスク

２０２０年の東京オリンピック・パラリンピックは新型コロナの流行によって延期されましたが、前回２０１６年のリオデジャネイロ大会も、新興感染症の影響が心配されました。結果的には予定どおり開催されましたが、ジカ熱がブラジルで爆発的に流行したため、一時は大会の延期や開催地の変更を求める声が上がったのです。

ジカ熱は、蚊が媒介するジカウイルスによって引き起こされる感染症で、最初は２００７年にミクロネシアのヤップ島で流行しました。症状は発熱、関節痛、頭痛などで、同じく蚊が媒

介するデング熱に似ています。症状はデング熱ほど重くなく、ジカ熱による死亡例はまだ報告されていませんし、入院するケースもほとんどありません。

ただし妊婦が感染すると、垂直感染によって胎児が小頭症などの先天異常を起こす可能性があるので、気をつけなければいけません。また、性行為などによる体液を介した感染や、輸血や血液製剤による血液感染も報告されています。

日本ではこれまで20人程度のジカ熱患者が報告されています。すべて海外で感染し日本で診断されたものです。じつは、日本国内でジカ熱の最初の３例を診断した医師は私です。最初の２人は、タヒチで感染して、帰国後に発症したものです。

ついでに自慢（?）しておくと、シラミやダニが媒介する回帰熱という感染症を２０１０年に日本で初めて診断したのも、私でした。回帰熱は新興感染症ではなく、昔から知られています。しかし、それまで日本国内では症例が報告されていませんでした。

私が診断したのは、ウズベキスタンでボランティア活動をしていた奈良県の女性です。帰国後に発熱し、最初は近所のクリニックでかぜの診断を受けましたが、いったん解熱しても周期的に発熱があるということで、当時私が勤務していた市立奈良病院を受診したのです。

「回帰」熱という名のとおり、３日ほど発熱してから解熱し、１週間ほどしてまた３日間の発熱……ということを繰り返すのが、この病気の特徴です。当初はマラリアも疑いましたが、検査では陰性でした。その後、回帰熱の病原体であるスピロヘータが見つかったので、診断を下しました。

ジカ熱や回帰熱がそうだったように、それまで国内になかった感染症は、多くの場合、海外から帰国した人によって持ち込まれます。したがって、外国への渡航者が増えれば増えるほど、輸入感染症が国内に持ち込まれるリスクも高まると言えます。

たとえば２００２年のＳＡＲＳは日本で流行しませんでしたが、同じ中国発の新型コロナは、すぐに日本に入ってきました。18年前と比べると、いまは日本と中国のあいだの人々の往来がケタ違いに増えています。もちろん感染力の違いなどの要因もあるでしょうが、病原体を人が運ぶ以上、往来の増加が感染拡大につながるのは間違いありません。グローバルな社会では、いわゆる「水際対策」には限界があるのだと思います。

「パンデミック」はどんな基準で宣言されるのか

新しい感染症が出現したときに心配されるのは、それが「パンデミック」になるかどうかです。今回の新型コロナウイルス感染症も、当初、ＷＨＯがパンデミックを宣言するかどうかが注目されました（結果的には２０２０年3月11日に宣言されました）。これはいったい何を意味するのでしょうか。

もともと「パンデミック」とは、感染症の世界的な大流行を意味する言葉です。いまはＷＨＯが宣言するようになっていますが、もちろん、国連やＷＨＯが誕生する前からパンデミックという現象はありました。14世紀のペスト、１００年前のスペインかぜなども、世界を恐怖に陥れたパンデミックです。

現在はＷＨＯによって、感染症の感染力や流行に対する公衆衛生上の警戒レベルが次の６つのフェーズに分類されています。フェーズ1と2は「前パンデミック期」、フェーズ3〜5は「パンデミック・アラート期」、そしてフェーズ6が「パンデミック期」とされています。

フェーズ１：動物の中で循環しているウイルスがヒトにおいて感染を引き起こしたとの報告がない状態。

フェーズ２：ヒトに感染を引き起こしたことがわかっているインフルエンザウイルスが家畜または野生の動物の間で循環しており、潜在的なパンデミックの脅威であると考えられる状態。

フェーズ３：動物インフルエンザまたはヒト―動物のインフルエンザの再集合ウイルスがヒトにおいて散発例小集団集積症例が見られるが、コミュニティーレベルでのアウトブレイクを維持できるだけの十分なヒト―ヒト感染伝播を起こしていない状態。

フェーズ４：動物インフルエンザまたはヒト―動物のインフルエンザの再集合ウイルスがコミュニティーレベルのアウトブレイクを引き起こすことが確認された状態。コミュニティーでの持続的感染ができる能力を獲得したことは、パンデミックに対するリスクが高まっていることを意味する。

フェーズ５：ＷＨＯ地域の少なくとも２つの国でウイルスのヒト―ヒト感染拡大があることである。多くの国々はこの段階では影響を受けていないが、フェーズ５の宣言は、パンデミックが目前に迫ったものであることを示す強い警告である。

フェーズ６：フェーズ５に定義された基準に加え、ＷＨＯの異なる地域において少なくとも他の１つの国でコミュニティーレベルでのアウトブレイクがある状態。このフェーズが指定されることは、世界的なパンデミックが進行中であることを示す。

（押谷仁（２００９）「インフルエンザパンデミック（Ｈ１Ｎ１）２００９を考える」より）

近年の新興感染症のうち、ＳＡＲＳとＭＥＲＳではＷＨＯによるパンデミック宣言はありませんでした。２００９年の新型インフルエンザではパンデミック宣言がなされましたが、結果的にあまり深刻な事態にならなかったため、のちにその判断を批判されています。それもあって、今回の新型コロナでは、パンデミック宣言にいたるまでかなり慎重な態度を取っていたのかもしれません。

ただしＷＨＯによるパンデミック宣言は、あくまでも感染の広がり具合が判断基準です。重症度や致命率などは考慮されていないので、パンデミック宣言にいたったからといって、それだけで「恐ろしい感染症」とは言い切れない面もあります。前述したとおり、感染症の怖さは「感染力」と「致命率」という2つの軸で決まります。

パンデミック宣言とは別に、ＷＨＯでは「国際的に懸念される公衆衛生上の緊急事態（ＰＨＥＩＣ　フェイク）」を指定し、加盟国に対応を求めることになっています。ＰＨＥＩＣの指定によって加盟国にはＷＨＯに対する通告義務が生じ、ＷＨＯはその通告内容に応じて拡大防止のために迅速な手段を講じます。

パンデミック宣言もそうですが、こうした対応は新興感染症にかぎりません。たとえば２０１４年にはポリオの流行に対してもＰＨＥＩＣが指定されています。ＳＡＲＳとＭＥＲＳについては、パンデミック宣言と同様、ＰＨＥＩＣも指定されていません。

新型コロナウイルス感染症は、２０２０年1月にＰＨＥＩＣが指定されました。その時点でいわばＷＨＯによる「緊急事態宣言」が出されたわけですが、それでも流行の広がりを止めることができず、3月のパンデミック宣言にいたってしまったのです。

では、その新型コロナウイルス感染症とは、どのような病気なのでしょうか。その正体はまだすべて明らかになっていませんが、次章では、人類が出会った最新の新興感染症についてお話しすることにしましょう。

第4章 新型コロナウイルス感染症とはどんな病気か

ウイルスの宿主動物はまだ不明

２０１９年12月末に中国の湖北省武漢市で発生した謎の肺炎は、年明け早々に新型のコロナウイルス（SARS-CoV-2）による感染症であることが判明しました。それ以来、「新型コロナ」という言葉を見聞きしない日はありません。

この新興感染症については、当初から憶測も含めた不確実な情報が錯綜しました。しかし、その正体については、次第にさまざまなことがわかってきました。この章では、これまでの研究で明らかになったことを、あらためて整理しておきましょう。

まず、そもそも「コロナウイルス」とは何なのか。新型が登場したということは、当然ながら「旧型」も存在します。すでにお話ししたように、ヒトに感染するコロナウイルスは昔から４種類が知られていました。その４種類のヒトコロナウイルスだけで、かぜの原因の10〜30パーセントを占めています。それ以外に、イヌ、ネコ、ブタなどの動物に感染するコロナウイルスも知られていました。

それに加えて、21世紀に入ってから見つかったのが、ＳＡＲＳコロナウイルスとＭＥＲＳコロナウイルスです。これらもいわば「新型コロナ」だったわけですが、それぞれ「重症急性呼吸器症候群」「中東呼吸器症候群」という病名がついたので、ウイルスの名前にもその頭文字

図表4-1　コロナウイルスによる感染症の種類と比較

コロナウイルス感染症	かぜ	SARS（重症急性呼吸器症候群）	MERS（中東呼吸器症候群）	新型コロナウイルス感染症（COVID-19）
原因ウイルス	ヒトコロナウイルス（4種類）	SARSコロナウイルス	MERSコロナウイルス	SARS-CoV-2
発生年	毎年	2002〜2003年	2012年〜	2019年12月〜
流行地域	世界中	中国広東省	サウジアラビアなどアラビア半島	世界中に拡大
宿主動物	ヒト	キクガシラコウモリ	ヒトコブラクダ	不明
感染者数	かぜの原因の10〜30%を占める	8,098人（終息）	2,494人（2020年10月9日現在）	98,693,047人（2021年1月24日現在）
致命率	極めて稀	9.4%	34.4%	2.1%
感染経路	咳などの飛沫、接触	咳などの飛沫、接触、便	咳などの飛沫、接触	咳などの飛沫、接触
感染力（基本再生産数）	1人から多数	1人から2〜5人 スーパースプレッダーから多数への感染拡大あり	1人から1人未満 スーパースプレッダーから多数への感染拡大あり	1人から2〜3.5人（doi:10,1002/jmv.25748.）
潜伏期間	2〜4日	2〜10日	2〜14日	1〜14日
感染症法	なし	2類感染症	2類感染症	指定感染症

国立感染症研究所「コロナウイルスとは」を参考に著者作成

を並べた略称がつけられました。新型コロナウイルスは、SARSコロナウイルスに近いので「SARS-CoV-2」と名づけられましたが、日本国内では「新型コロナウイルス」と呼ばれています。

SARSコロナウイルスはコウモリからハクビシン、MERSコロナウイルスはコウモリからヒトコブラクダを経てヒトに感染したと見られていますが、新型コロナウイルスの宿主動物が何なのかは、現時点でまだわかっていません。遺伝子的にはコウモリの

図表4-2　SARS、MERS、新型コロナウイルスの宿主とヒト

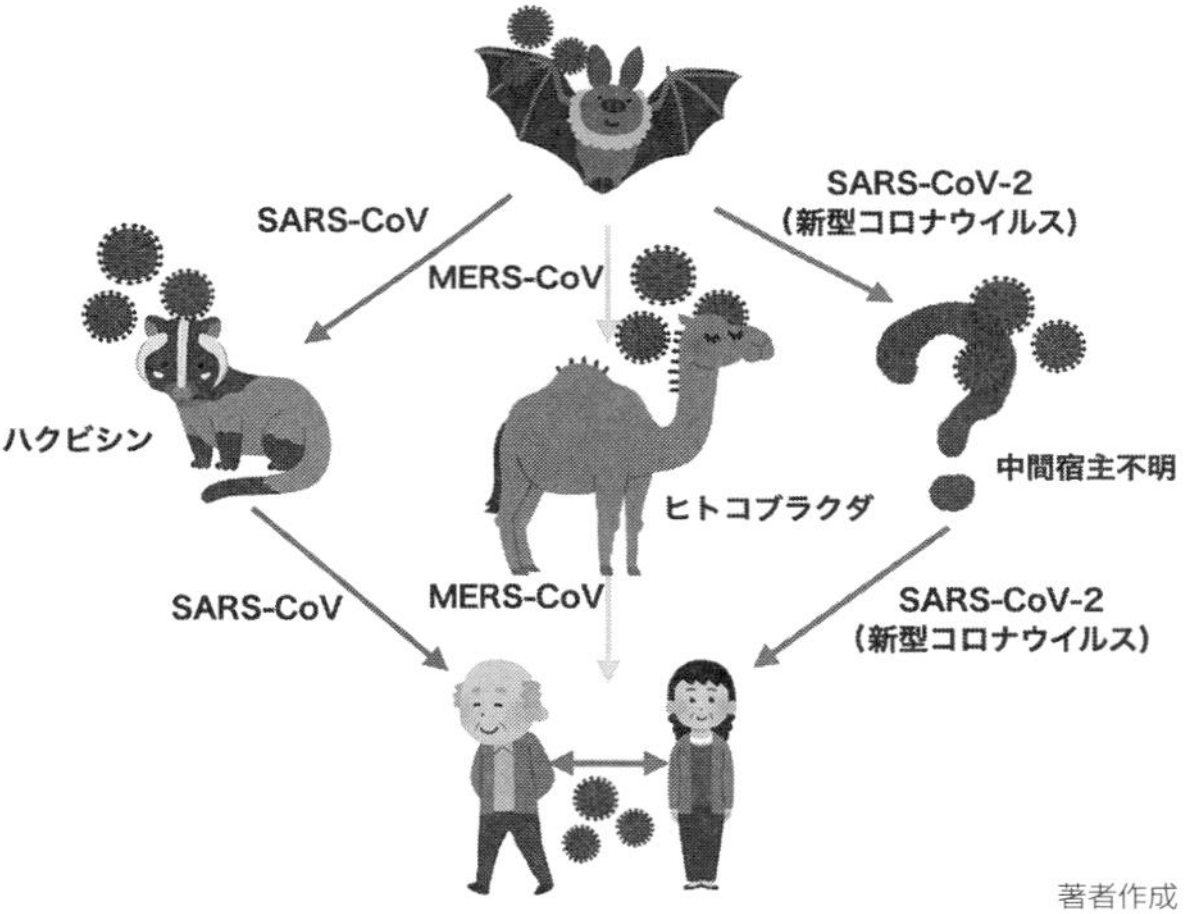

著者作成

持つコロナウイルスに近いので、ＳＡＲＳやＭＥＲＳと同様、コウモリがもともとの宿主である可能性が高いと思われますが、直接ヒトに感染したのか、ハクビシンやヒトコブラクダのような中間宿主を経てヒトに感染したのかは不明です。いずれにしろ、動物からヒト、さらにヒトからヒトへ感染するようになったウイルスであることは間違いありません。

　武漢市から始まった流行は世界中に広がり、２０２１年１月末の時点で、１億人以上もの感染症患者が報告されました。日本国内でも２０２０年１月16日に最初の症例が発表されて以来、２０２１年２月までに40万人を超える感染者が報告されています。

発症する前後に感染性のピークがある

新型コロナウイルスの感染経路は、飛沫感染と接触感染です。あっという間に世界中に拡散してしまったので、「感染力が強い」という印象がありますが、ほかの感染症と比べて特別に基本再生産数が多いというわけではありません。

新型コロナの基本再生産数は２〜３・５です。季節性のインフルエンザは１・４〜４、同じコロナウイルスの仲間で遺伝子的にも近いＳＡＲＳは２〜５ですから、それらと同等以下だと考えていいでしょう。

しかし新型コロナウイルスには、インフルエンザウイルスなどとは違う感染性（うつりやすさ）があったことが、短期間で広まる要因のひとつになりました。それは、「感染者が発症する前後に他人にうつりやすい」という性質です。

その可能性をかなり早い段階から指摘していたのが、「８割おじさん」として有名になった西浦博先生でした。中国での感染事例を解析した西浦先生は、２０２０年２月中旬の時点で、潜伏期間と感染者が次の感染者にうつす期間との比較から「発症前から感染性があるんちゃうか」とおっしゃっていました。

これは、私のような臨床医の感覚からすると、にわかには信じられませんでした。これまで、呼吸器系の感染症は発症してからが感染性のピークになるというのが私たちの常識だったから

図表4-3　インフルエンザと新型コロナの
発症前後の感染性の違い

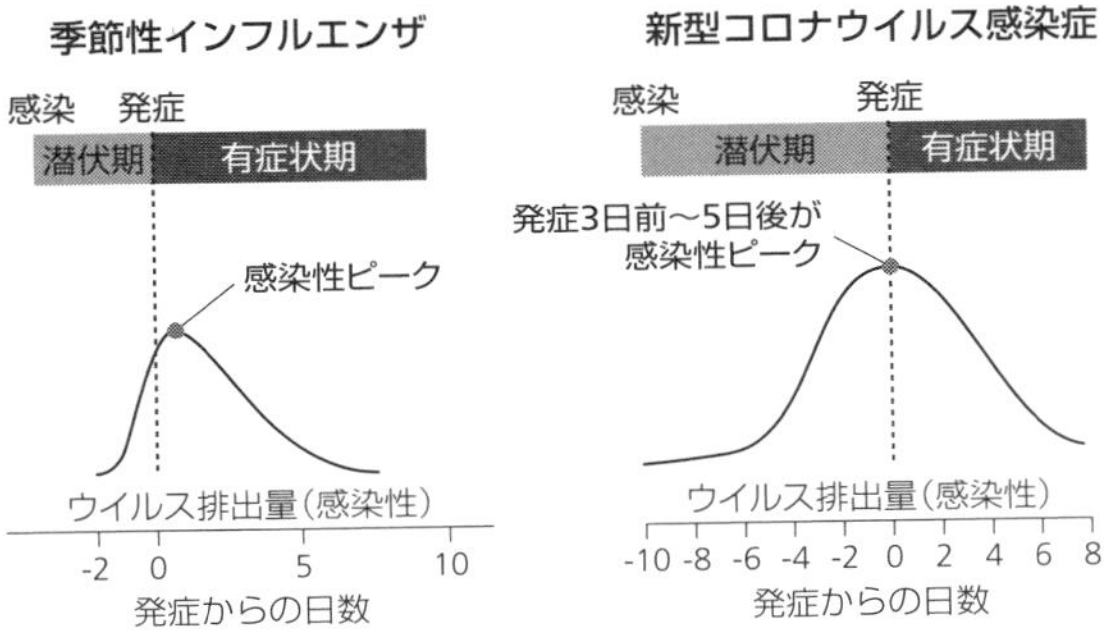

https://doi.org/10.1038/s41591-020-0869-5（*1）を参考に著者作成

です。

たとえばインフルエンザも、感染した人が発症の直前からウイルスを排出しているので、他人にうつすことがないわけではありません。しかし感染性のピークは、発症の1日後。SARSの場合、発症した時点でも感染性が弱く、うつしやすさがピークを迎えるのは発症から10日ほど経ってからです。

このような感染症の場合、発症した人に対して隔離などの対策を講じれば、感染拡大リスクを下げることができるでしょう。これに対し、発症前にも感染性が強いとなると、誰を隔離すればよいのかもわからないので、困ってしまいます。

だから現場の臨床医としては、にわかには信じられないというより、あまり信じたくない気持ちでもありました。しかしその後、西浦先生の見立てが正しいことを裏付けるデータが集まり、新型コロナには発症前から強い感染性があるという「非常識」な性質が明らかになりました。

その意味で、新型コロナはまったく新しいタイプの感染症と言うことができるでしょう。感染性のピークは、発症の３日前から発症後５日くらいと言われているので、症状の出た人を私たち医師が診断して隔離したときには、すでにその患者さんから多くの人に広がっている可能性が高いのです。

こうなると、きわめて制御が難しくなります。発症前の人はまさか自分が新型コロナに感染しているとは思いません。他人に会うことを躊躇《ちゅうちょ》せず、通常どおりの生活をします。それでは感染拡大を止められないので、いまのところ「元気」な人たちが、あまり他人と濃厚に接触しないように仕向けないといけません。

マスクの着用がその対策のひとつです。新型コロナの流行以前には、症状のない人が病院以外の場所でマスクをつけることには、とくにメリットはないと思われていました。発症後に感染性のピークを迎えるインフルエンザなどは、症状のある人だけマスクをすればいいでしょう。しかし無症状の人からも感染することがわかったため、全員にマスク着用を推奨する「ユニバーサルマスク」という考え方が定着してきています。

かぜ・インフルエンザのような症状が「長く」続く

新型コロナの潜伏期間には1日から14日程度の幅がありますが、多くの人は感染からおよそ4〜5日で発症します。初期症状は、おもに発熱、喉の痛み、咳などです。頭痛や倦怠感、全身の関節痛・筋肉痛を伴うこともあります。いずれもかぜやインフルエンザで見られるものと似ていますが、それらの症状よりも長く続くのが新型コロナウイルス感染症の特徴です。

また、とくに重症化する感染者の場合は、発症から1週間前後で肺炎の症状（咳・痰・呼吸困難など）が強くなることがわかってきました。つまり、発症から1週間ぐらいはかぜのような軽微な症状が続き、重症化する人はそこから徐々に悪化して入院にいたるということです。

さらに、嗅覚障害や味覚障害を訴える感染者が多いこともわかりました。イタリアからの報告によると、新型コロナ患者59人のうち、20人（33・9パーセント）で嗅覚か味覚いずれかの障害が見られたといいます。とくにその頻度が高いのは、若年層と女性です。嗅覚や味覚の障害は、かぜ、副鼻腔炎、花粉症などが原因で起こることもあるので即断はできませんが、かぜのような症状がダラダラと長く続くのに加えてそれらの症状が見られるようなら、新型コロナの可能性が高くなります。

それ以外にも、新型コロナの症状としては、結膜充血、嘔気・下痢、血痰などがまれに見られるほか、凝固系の異常（血液が固まりやすくなる病態）や血管内皮障害が起こることもわか

図表4-4　新型コロナウイルス感染症の経過

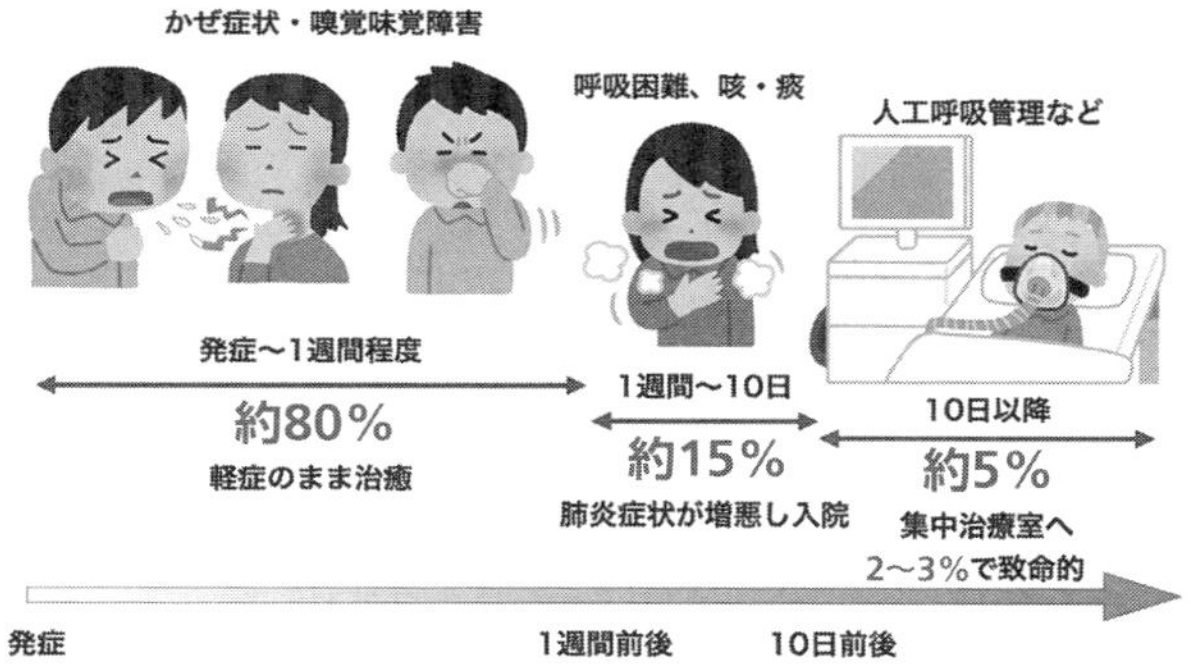

https://doi.org/10.1001/jama.2020.2648（*2）を参考に著者作成

ってきました。これによって、深部静脈血栓症や脳梗塞などが起こることもあります。心血管系にも影響を及ぼし、心筋炎や不整脈（心房細動など）を引き起こすことがあることもわかってきました。

さらに小児では、川崎病のような症状（発熱、皮疹、眼球結膜充血、いちご舌など）が見られる事例が海外で報告されています。日本国内でも、新型コロナと診断されて退院した患者が、３週間後に川崎病と診断された事例がありました。

一方、新型コロナウイルスに感染しながら症状の出ない人も少なくありません。その割合はまだはっきりわかっていませんが、これまでの報告からはおよそ３～４割の感染者が無症状のままではないかと推定されます。

ちなみに、２０２０年2月に横浜港で集団感染を起こしたクルーズ船ダイヤモンド・プリンセス号の感染者７１２人のうち、58パーセントは診断時に無症状でした。そのうち８割は最後まで無症状でしたが、２割は症状が出ています。

年齢、基礎疾患……どんな人が重症化しやすいか

では、感染者のうちどれくらいが重症化するのでしょうか。中国の４万人の感染者を解析した結果によると、患者の８割は重症化せずに治るようです。しかし約15パーセントの患者は数日から１週間以降に肺炎の症状が悪化し、入院するケースも出てきます。さらに、約５パーセントの患者は集中治療が必要なレベルまで重症化してＩＣＵに入り、２〜３パーセントは致命的な状態になり得ると報告されました。

世界全体の致命率は、２０２０年４月中旬に約７・３パーセントまで上がった後、約２パーセントまで低下しています。日本も５パーセントを超えた時期がありましたが、１パーセント台まで下がりました。

致命率が低下傾向にあるのは、検査体制が充実してきたことの影響が大きいでしょう。以前はカウントされていなかった軽症例が多く診断されるようになれば「分母」が増えるので、死亡者のパーセンテージは小さくなります。

新型コロナの感染者で重症化しやすいのは、まず高齢者です。２０２０年12月に発表された

図表4-5　年齢別にみた新型コロナウイルス感染症の致命率（日本）

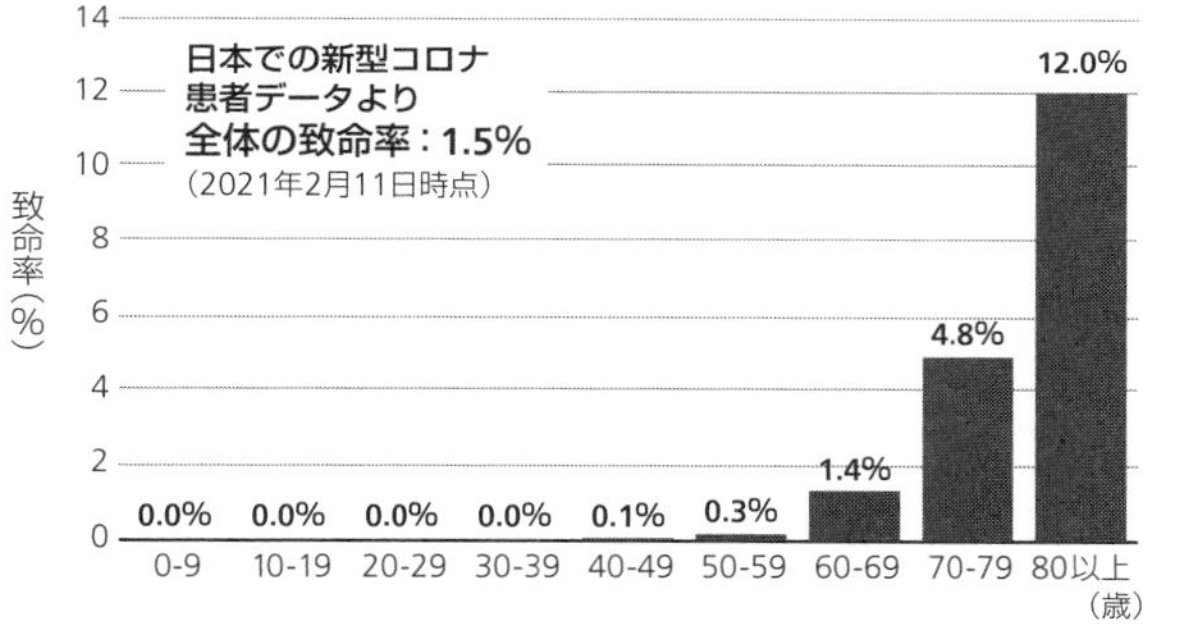

「新型コロナウイルス感染症診療の手引き 第4.1版」（2020年12月25日発行）より

日本国内のデータからは、年齢が上がるほど致命率が高くなることが明らかになりました。30代まではほとんど亡くなる人がいませんし、40代や50代でも致命率は1パーセントに満たないレベルですが、60代は1パーセント以上、70代は4パーセント以上、80代以上になると約12パーセントの人が亡くなっています。

また、米国のCDC（疾病予防管理センター）は、18〜29歳の入院リスクと死亡リスクを1とした場合の各年齢層の数字を発表しました。それによると、85歳以上の入院リスクは若年層の13倍、死亡リスクは630倍にもなっています。

また、糖尿病、慢性呼吸器疾患、心血管疾患、高血圧、がんなどの基礎疾患のある人も重症化リスクや致命率が高くなります。これは、年齢とは関係ありません。若年層で重症化しているのは、多くが持病のある人です。以下、米国CDCが示した基礎疾患と重症化

図表4-6　18-29歳を基準とした場合の、それぞれの年齢層の入院リスクと死亡リスク

18-29歳と比較したリスク	0-4歳	5-17歳	18-29歳	30-39歳	40-49歳	50-64歳	65-74歳	75-84歳	85歳以上
入院	4倍低い	9倍低い	1倍	2倍高い	3倍高い	4倍高い	5倍高い	8倍高い	13倍高い
死亡	9倍低い	16倍低い	1倍	4倍高い	10倍高い	30倍高い	90倍高い	220倍高い	630倍高い

CDC資料より（データはアメリカでの新型コロナ入院・死亡データに基づく）

リスクをまとめておきましょう。

・がん：重症化リスク３・６倍
・慢性腎臓病：入院リスク４倍
・ＣＯＰＤ（慢性閉塞性肺疾患）：重症化リスク５・７倍
・固形臓器移植による免疫不全状態：致命率上昇
・肥満（ＢＭＩ30以上）：入院リスク３倍、死亡リスク１・５倍
・心不全、冠動脈疾患、心筋症などの重篤な心疾患：重症化リスク３・４倍
・２型糖尿病：入院リスク３倍

また、いまのところデータはかぎられていますが、以下の基礎疾患や習慣がある人も重症化リスクが高まる可能性があります。

図表4-7　新型コロナウイルスに感染したときに、基礎疾患のない人と比べて、それぞれの基礎疾患を持つ場合の入院リスク

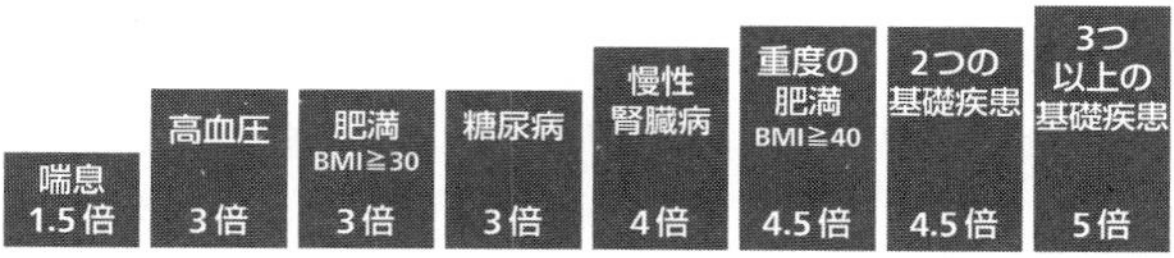

基礎疾患とは、喘息、肥満、糖尿病、慢性腎臓病、重度の肥満、心血管疾患、脳卒中の既往、COPD（慢性閉塞性肺疾患）を指す

CDC資料より（データはアメリカでの新型コロナ入院データに基づく）

・喘息（中等症・重症）：人工呼吸器装着期間の延長
・脳血管疾患：重症化リスク1・8倍、死亡リスク2・4倍
・高血圧症：重症化リスク2倍、死亡リスク2・2倍
・血液移植・骨髄移植、原発性免疫不全、HIV、コルチコステロイドの使用、その他の免疫抑制薬の使用による免疫不全状態：潰瘍性大腸炎患者のうちステロイド使用者で死亡リスク6・9倍
・肝疾患：肝硬変の重症度に伴い死亡リスク増加（最大28倍）
・妊娠：死亡リスク1・7倍
・喫煙：重症化リスク1・9倍

これらのファクターは、複数あればさらに重症化リスクが高まります。米国のデータでは、肥満や糖尿病、高

血圧などのうち３つ以上が当てはまる人は、１つもない人と比較すると入院リスクが５倍に高まっていました。

また、女性よりも男性のほうが重症化リスクが高いこともわかっています。さらに、国立感染症研究所感染症疫学センターの解析によれば、高尿酸血症も重症化リスクのひとつです。私は「肥満・高血圧・高尿酸血症・男性」と重症化リスク・ファクターを４つも持っているので、正直、かなり怖い思いをしながら仕事をしています。

子どもは感染しにくく、感染させにくい

厚生労働省の発表している年代別の感染者数では、20代が最多、10歳未満が最少で、次いで10代が少なくなっています。20代と比べると、10歳未満の感染者数は10分の1未満です。

これは、子どもの人口が少ないから、というわけではありません。10歳未満、10代は、人口分布と比べても明らかに感染者数が少なくなっています（ただし、日本国内でも感染の拡大に伴って、子どもの感染者の割合が徐々に増えてきていることには注意が必要です）。

なぜ子どもは感染者数が少ないのでしょうか。

その理由のひとつとして、そもそも子どもは大人と比べて感染しにくいことが、疫学的な研究から明らかになっています。つまり同じ新型コロナ患者と接触した場合であっても、大人は

感染し、子どもは感染しないことが起こり得るということです。

これは実際に診療をしていても、しばしば経験しています。

年齢ごとの感受性（感染者との接触による感染確率）の違いを見ると、年齢が低いほど感受性が低く、年齢が高くなるに従って感染しやすくなり、60歳くらいから一定値に落ち着きます。

なぜ年齢によって感受性の違いが生まれるのかについては、まだ結論は出ていません。可能性のひとつとして挙げられているのが、小児では、新型コロナウイルスが細胞内に侵入する際に結合するＡＣＥ２受容体に関連した遺伝子の発現量が少ないということです。

また、新型コロナでは、感染しても症状が出ない〝無症候性感染者〟がいることがわかっていますが、子どもは大人と比べてこの無症候性感染者の割合が多いようです。

世界各国の感染者の状況の調査では、70代以上の感染者のうち69パーセントが有症状者になる（31パーセントが無症状）のに対し、10代の感染者では21パーセントが有症状者になる（79パーセントが無症状）と報告されています。

しかし、現在イギリスを中心に広がっているVOC-202012/01と呼ばれる変異株は、これまでの新型コロナウイルスよりも子どもへの感染が起こりやすいのではないかと言われています。

国内でこの変異株が広がることがあれば、これまで以上に子どもの感染事例が増える可能性があります。

では、子どもは感染しにくいだけでなく、感染源にもなりにくいのでしょうか。

結論から言うと、子どもが感染源となる可能性はありますが、大人と比べると高くありません。学校内でのクラスターも発生してはいますが、社会全体のクラスター件数から見ると、割合としては多くありません。

第1波では全国的な学校閉鎖が行われましたが、海外の研究では新型コロナの流行に対する学校閉鎖はその他の介入と比べて効果は少ないと報告されています。

学校では、文部科学省から出された「学校における新型コロナウイルス感染症に関する衛生管理マニュアル〜『学校の新しい生活様式』〜」というマニュアルに基づいた感染対策を行っており、子どもは感染しにくいという性質だけでなく、こうした対策もあって学校でのクラスター発生が少なく抑えられているものと考えられます。

子どもが感染しないようにするためには、むしろ大人が感染しないことが重要です。なぜなら、子どもの感染例の大半は、その親から感染しているからです。

日本小児科学会の小児症例レジストリでは子どもの感染例の約75パーセントが家族からの感染であることがわかっています。子どもに感染させないためには、大人が職場や会食などで感染して家庭に持ち込まないことが重要です。

子どもは症状が乏しく、重症度も低い

子どもの新型コロナの症状の特徴も明らかになってきています。

アメリカでの新型コロナ感染者の成人と小児の臨床症状を比較した研究では、子どもは発熱、咳、息切れなどほとんどの症状の頻度が成人よりも低く、成人に比べて症状が乏しいことが報告されています。

また子どもは大人と比べて重症化しにくいこともわかっています。

厚生労働省の発表資料によれば子どもの重症化リスクは、30代を基準とすると、10歳未満は０・５倍、10代は０・２倍とされます。

成人と比べて明らかに重症化はしにくいものの、重症化しないわけではなく、アメリカでは21歳未満の新型コロナ患者39万例のうち１２１例（０・０３パーセント）が亡くなっています。特に１歳未満の乳児は重症化のリスクが高いとされています。

また、

・肥満　・遺伝性疾患　・神経障害　・遺伝性代謝障害
・鎌状赤血球症　・先天性心疾患　・糖尿病　・慢性腎臓病
・慢性肺疾患　・悪性腫瘍や免疫抑制薬による免疫抑制状態

などの持病のある子どもは重症化リスクが高いとされており、特に注意が必要です。

欧米では子どもの新型コロナに関連して、（不全型）川崎病に似た全身に強い炎症を起こす病態が報告され、新型コロナウイルス感染症関連小児多系統炎症性症候群（MIS-CまたはPIMS）と呼ばれています。

これは発熱、皮疹、結膜充血、心筋障害、腎障害などが見られる重症の病態です。

現時点では、国内で新型コロナの流行に伴う川崎病の発症数の増加はなく、またMIS-Cが疑われる症例は報告されていませんが、新型コロナのために入院した後で川崎病を発症した1歳児の事例が報告されています。

これまでアジア人ではMIS-Cの報告は少ないのですが、今後、日本でも感染者の増加に伴いMIS-Cの事例が増えるかもしれません。

新型コロナによく似た感染症はたくさんあります。もしお子さんに熱や咳、喉の痛みなどの症状が見られたとしても、新型コロナとは限りません。今年は報告が激減していますが、インフルエンザやＲＳウイルス感染症、マイコプラズマ感染症、Ａ群溶連菌性咽頭炎など、さまざまな疾患が熱や咳、喉の痛みの原因になります。これらの感染症もときに重症化することがあるので、新型コロナだけでなく広く原因について考慮する必要があります。

仮に新型コロナのＰＣＲ検査を受けて陰性であったとしても、症状が続くようであればその他の原因も含めてかかりつけ医などに相談するようにしましょう。

子どもは重症化のリスクが低いとしても、周囲に感染を広げないためにやるべきことは大人と同じです。

・屋内ではマスクを装着する
・3密を避ける
・こまめに手洗いをする

といった基本的な感染対策を遵守するようにしましょう。

ただし、子どものマスク装着については、

・呼吸が苦しくなり、窒息の危険がある
・嘔吐した場合にも、窒息する可能性がある
・熱がこもり、熱中症のリスクが高まる
・顔色、呼吸の状態など体調異変の発見が遅れる

などの危険性が日本小児科学会から指摘されており、特に2歳未満ではこのような危険性が高まると考えられます。

子どもがマスクを着用する場合は、保護者や周りの大人が見守るようにしましょう。

妊婦が感染するとどんなリスクがあるのか

子どもを守るという意味では、妊婦が新型コロナに感染したときどんな影響があるのかも気になるところです。感染症には、垂直感染によって母親から胎児や赤ちゃんにうつるものもあることはすでにお話ししました。また、インフルエンザなどの呼吸器感染症は、妊婦自身が重症化しやすいとされています。

新型コロナも、妊娠中に感染すると重症化しやすいことがわかってきました。新型コロナに感染した女性（15～44歳）を対象とした米国の研究によると、妊娠している女性は妊娠していない女性よりも入院リスクは5・4倍、集中治療が必要になるリスクは3・0倍、人工呼吸器が必要になるリスクは2・9倍、死亡率も1・7倍と高くなっていました。

入院が5倍になったのは、必ずしも「重症だから」ではなく、「妊婦だから大事を取って」という判断による部分も大きいでしょう。しかし集中治療や人工呼吸器が必要になるケースが多いのは、やはり妊婦のほうが重症化しやすいことを示しているように思えます。

また、イタリアからの報告では、帝王切開での分娩が母体の重症化につながる可能性が示されました。ただしこれは症例数が少ないため、米国産婦人科学会は現時点で新型コロナに感染した妊婦の分娩方法を変える必要はないとしています。

国内の3学会（日本産科婦人科学会、日本産婦人科医会、日本産婦人科感染症学会）も、現

時点では「新型コロナウイルスに感染した方の産科的管理は通常に準じますが、対応医療機関における院内感染対策には十分留意」するよう求め、「感染拡大に応じ、施設によって原則帝王切開とすることもやむを得ないと考えます」との声明を出しました。

一方、ロンドンの大学病院では、新型コロナ流行前と流行期の出生を比較し、流行期になってから死産の発生率が増えたという研究があります。とはいえ、新型コロナに感染した妊婦に死産が多いということではありません。新型コロナの流行によって、「病院に行って感染したくない」「医療機関の負担を増やしたくない」などと考えた妊婦が受診に消極的になったことや、医療機関における負荷の増加（スタッフ不足、検査体制の不足など）によるものだと考えられています。

では、新型コロナの「母子感染」はあるのでしょうか。これについてはまだはっきりわかっていませんが、感染した妊婦から生まれた新生児から新型コロナウイルスが検出された事例はいくつか報告されました。

それだけで垂直感染が起きたと結論づけることはできませんが、フランスの事例は母子感染が強く疑われます。その事例では、帝王切開で生まれた男児の血液、気管支洗浄から新型コロナウイルスが検出されました。帝王切開時の羊水、胎盤、さらに母体の血液からもウイルスが検出されたことから、母体の血液から胎盤を経由して新生児に感染したのではないかと考えられています。ウイルス血症を伴うような重症の母体からは、垂直感染が起こり得るのかもしれません。

母乳を介した垂直感染が起こるかどうかなど、まだわかっていないことの多い妊婦と新型コロナの関係ですが、リスクがあると想定して用心するに越したことはないでしょう。米国のCDCは、新型コロナに関して、妊婦に次のようなことを推奨しています。

新型コロナに感染するリスクを減らすために

- 分娩前の受診の予約をスキップしないようにしましょう。
- 人との交流をできるだけ減らしましょう。
- 人と接する際には、新型コロナに感染しないようにしっかりと感染予防策をとりましょう。
- 少なくとも30日分の薬を確保しておきましょう。
- 新型コロナが流行している間、健康を維持し、自分自身のケアをする方法について、かかりつけの医療機関に相談しましょう。
- 医療上の緊急事態が発生した場合は、すぐに医療機関を受診してください。

妊娠中のワクチン

- 定期的なワクチン接種はあなたの健康を守るために重要な役割を果たします。
- インフルエンザワクチンやTdapワクチンなど、妊娠中にいくつかのワクチンを受けることは、あなたと赤ちゃんを守るのに役立ちます。
- 妊娠している場合も、推奨されているワクチンを継続して受ける必要があります。

新型コロナウイルス感染症と診断された場合の母乳育児

- 母乳は多くの病気に対する抵抗力を生み、ほとんどの乳児にとって最良の栄養源です。
- 家族や医療従事者と、母乳育児を行うのか、どのように続けるかを決めましょう。
- 新型コロナに感染した母親から母乳を介して赤ちゃんにウイルスを感染させるかどうかはまだよくわかっていませんが、いまあるかぎられたデータからは、その可能性は低いと考えられます。
- 新型コロナに感染した母から子どもに母乳をあげる場合は、専用の搾乳器を使用してください（共用しない）。授乳中は布製のフェイスカバーを着用し、搾乳器に触れる前、および授乳する前に、石鹸と水で少なくとも20秒間手を洗ってください。可能であれば、新型コロナに罹患しておらず、重症化のリスクが高くない、健康な同居者が代わりに乳児に母乳を与えた方がよいでしょう。

ヒトからペットへ、ペットからヒトへの感染はあるか

コロナウイルスは動物由来のものが多く、新型コロナウイルスもおそらくコウモリからほかの動物を経由してヒトに感染したと考えられています。そのため、飼っているペットへの感染を心配する人も多いでしょう。新型コロナに感染した人が、「感染した可能性のあるペットを誰も預かってくれないから入院したくない」というケースも起きています。

コロナウイルスのなかには、イヌ、ネコ、ブタ、ラクダなどに固有の動物コロナウイルスも存在し、これは種の壁を越えてほかの動物に感染することはほとんどないと考えられてきました。しかし新型コロナウイルスは、種の壁を越えてさまざまな動物に感染することが、自然環境と実験環境のそれぞれで確認されています。

まずイヌですが、2020年2月という早い段階で、自然環境での感染報告がありました。香港の新型コロナ患者が飼っているイヌから、PCR検査で新型コロナウイルスの陽性反応が出たのです。香港では同年3月にも、新型コロナ感染者が飼っていた15匹のイヌのうち2匹から、飼い主と同じ遺伝子配列の新型コロナウイルスが検出されました。いずれもイヌに症状はありませんでしたが、ヒトからイヌへの感染がたしかめられたことになります。

ネコは2020年3月にベルギーで報告されたのが最初の事例で、こちらはネコに一過性の呼吸器系および消化器系の症状が出たとのことでした。また、東京大学医科学研究所の研究で

は、ネコ同士でも新型コロナウイルスが感染することがわかっています。

さらに、これはあまり飼っている人はいないでしょうが、米国ではトラがヒトから新型コロナウイルスをうつされたことが明らかになりました。ニューヨークの動物園で、新型コロナに感染した職員からうつされたようです。

ベルギーではミンク農場での集団感染事例が報告されています。またこのミンクの間で広がった新型コロナウイルスがヒトに感染し、そのウイルスを解析したところ変異が見つかっており、この変異株については、従来の新型コロナウイルスの中和抗体に対する感受性が低下していることが注目されています。

中和抗体への感受性の低下とは、これまでの新型コロナウイルスに感染したヒトが獲得した免疫が、新しい変異株には抵抗力が下がる可能性があることを意味しています。つまり、過去に新型コロナに感染し免疫を獲得している人も、この変異株には免疫があまり役に立たず、容易に感染してしまう可能性が危惧されます。

今回のミンクの事例からは、ヒトとヒトの間で感染を繰り返すよりも、ミンクという動物の間で感染を繰り返す、あるいはヒトとミンクとの間で感染を繰り返すことで変異が誘導されやすくなることが示唆されます。

しかし現状ではミンク以外の動物からヒトへの感染が疑われる事例はきわめてまれですし、

イヌやネコなど身近な動物からヒトに感染するかどうかもわかっていません。まだ情報が足りない状況なので、いまの段階でペットからの感染を過剰に怖がる必要はないでしょう。基本的には、ヒトとヒトの感染を避けるのと同じような対策を取っておけばよいと思います。

たとえば、ペットを屋外で他人やほかの動物と触れあわせるのはなるべく避けたほうがいいでしょう。イヌの散歩をやめる必要はありませんが、ほかの人や動物から2メートル以上離れて歩いてください。また、動物の世話をした後はしっかり手を洗いましょう。糞の処理など、ペットの衛生管理も入念にしましょう。

飼い主自身の体調がよくないときは、可能ならほかの家族にペットの世話をしてもらいましょう。その間、撫でたり寄り添ったりすることも含めて、ペットとの接触は避けてください。自分で世話をしなければならない場合は、マスクを着用し、接する前と後に手洗いをすることが大事です。

自宅療養になるのはどんな場合か

当初は、新型コロナと診断されたら原則入院となっていましたが、２０２０年10月14日に運用見直しが行われ、無症状・軽症の新型コロナ患者は入院勧告・措置の対象ではなくなりました。

現在、入院勧告・措置の対象となるのは、

・高齢者、呼吸器疾患等の基礎疾患があるなど重症化リスクのある者
・症状等を総合的に勘案して医師が入院させる必要があると認める者
・都道府県知事が入院させる必要があると認める者

等に該当する方です。

入院とならなかった場合は、ホテル療養、自宅療養のいずれかとなります。

ただし、東京都など、第3波で感染者が急増した地域では、本来はただちに入院することが望ましい方でも、入院先が確保できず自宅療養を余儀なくされている方が多く出てきてしまいました。また、自宅療養中に症状が悪化して亡くなられる方も相次ぎました。

そこで、自宅療養中はどんな点に注意をしたらいいのか、同居する家族への感染を防ぐにはどうしたらいいのかについて、お話ししておきましょう。

新型コロナと診断され、入院ではなく「自宅療養」となった場合も、人にうつす可能性があります。

具体的には発症3日前から発症5日後くらいまでは特に感染性が強く、軽症の方でも最大10日目までは人にうつす可能性があると言われています。

これを踏まえて自宅療養の期間は、

・発症から10日経過かつ症状軽快から72時間経過

となっており、最短で発症から10日間までは自宅療養となります。

この期間が過ぎ保健所の指示があるまでは、人との接触を避けるため、外出はしないようにしましょう。

先にも述べたように、新型コロナの初期症状はかぜやインフルエンザと似ています。

典型的には、

・発熱

・咳

・だるさ

・食欲低下

・息切れ・息苦しさ

・痰

・筋肉痛

・嗅覚障害、味覚障害

などの症状の頻度が高いとされます。

こうした症状の有無について、1日2回は自分で確認し、1日1回は保健所に連絡するようにしましょう。

診断時点では無症状であった人でも、経過中に発熱や咳などの症状が出現することがあります。

この場合、自宅療養期間は症状の出現時を起点として最短10日となるので（ずっと無症状の場合は検査日が起点）、症状が出たことを必ず保健所に伝えるようにしましょう。

息切れ・息苦しさが強くなったら危険信号

自宅療養中に新型コロナの病状が悪化することがあります。特に注意すべきなのは、発症から約1週間前後です。

この時期に「息切れ・息苦しさ」が強くなると、新型コロナが悪化している可能性があります。我慢できないほどの／我慢できなくなる一歩手前の「息切れ・息苦しさ」が出現した場合は、なるべく早く保健所にその旨を伝えるようにしましょう。

ただし、新型コロナの呼吸不全は「幸せな低酸素症“happy hypoxia”」と呼ばれるほど、体内の酸素が極度に低下していても、自覚症状が強く現れないことがよくあります。

私も、入院先が決まるまで自宅療養をしていた自覚症状のない高齢者が、いざ入院してみると「重症」の基準を満たすほど体内の酸素が欠乏している状態だった、というような事例を多く経験しています。

自宅療養中の方のなかから、こうした自覚症状に乏しい低酸素症の方を正しく適切なタイミングで見つけるのは非常に難しいというのが正直なところです。

強いて言えば、パルスオキシメーターという血中の酸素濃度を測定する医療機器は、症状が乏しい低酸素症の方も早期に見つけることができると考えられます。

保健所によっては自宅療養となった際に貸し出してくれるところもあるようですが、全ての自宅療養者が利用できるものではありません。

決して安くはありませんが、高齢者や持病のある方など重症化リスクの高い人は市販のものの購入を検討してもよいかもしれません（私はパルスオキシメーターの販売メーカーとの利益相反はありません）。

その他、稀ではありますが、血栓塞栓症など突然の体調不良も起こりえます。「突然の強い胸痛や頭痛」などが出現した場合は、すぐに保健所に連絡するようにしましょう。

なお、発熱や倦怠感、咳などの症状は軽症の人でも長く続くことがあります。程度が変わらず続いているだけであれば、新型コロナの自然の経過のことが多いです。

気になる症状があれば、定期報告の際に保健所に報告・確認するようにしましょう。

家庭内感染はこんな工夫で防ぐ

これまでお話ししてきたように、新型コロナは飛沫感染または接触感染によって広がります。特に3密（密閉・密集・密接）の環境で広がりやすいことがわかっています。

自宅は3密の環境になりやすい場であり、家庭内感染は最も多い感染ルートになっています。家庭内で新型コロナと診断され自宅療養となった方（自宅療養者）が出た場合には、同居者が感染せず、自宅療養者が安全に療養できるための工夫が必要です。

気をつけるべきポイントは、

・自宅療養者と同居者が接する時間をできる限り減らす
・家庭内の設備や物の、自宅療養者と同居者との共用を可能な限り避ける
・こまめな換気と手洗いを心がける

です。

自宅療養者は、同居者との接触を避けるために、できるだけ個室で過ごすようにしましょう（どうしても個室が確保できない場合は、同じ部屋のなかにいる家族はマスクを着用し、十分な換気を行うようにしましょう）。

自宅療養者の行動範囲は最小限とし、同居者が自宅療養者の個室に出入りするときには、マスクを着用し、自宅療養者と接する前後で手洗いを行うようにしましょう。

洗面所やトイレについても自宅療養者専用が望ましいですが、普通は無理だと思いますので、共用する場合は十分な清掃と換気を行うようにしましょう。自宅療養者の入浴は家族のなかで最後に行うのが望ましいでしょう。

自宅療養期間は、リネン類（タオル、シーツなど）、食器、歯ブラシなどの身の回りのものも共用しないようにしましょう。洗濯は自宅療養者と同居者のものを一緒に行っても問題ありません。

食事は自宅療養者と同居者とは別々の部屋でするようにしましょう。自宅療養者が使用した食器や箸、スプーンなどは通常の洗浄で問題ありません。食事で出たゴミは密封し捨てるようにしましょう。

回復後、PCR検査なしで職場復帰して大丈夫なのか

先ほどは重症化のリスクを考えて気が重くなってしまいましたが、感染しても8割の人は重症化しませんし、たとえ重症化しても、多くは最終的には治っています。そこで気になるのは、新型コロナウイルス感染症の診断を受けて入院や自宅・ホテルでの療養をした場合、どのタイミングで退院・療養解除となり、社会復帰が可能になるのかということでしょう。

新型コロナの流行が始まった当初、日本では、症状の軽快から24時間が経過してからＰＣＲ

検査で2回の陰性が確認されなければ退院・療養解除となりませんでした。しかし、その後基準が変更になり、現在は、発症から10日間が経過し、かつ症状が軽快してから72時間が経過すれば、ＰＣＲ検査なしで退院・療養解除となります。

ＰＣＲ検査なしで退院・療養解除となることに不安を感じる人もいるかもしれません。しかし、新型コロナ患者のＰＣＲ検査が陰性になるまでには発症から20日以上かかる人も多いですし、2回連続で陰性が確認されるまでに約3週間かかってしまう人もいます。発症から2週間ほど経ち、症状が軽快して元気になってからも1週間ほど退院できなかったり、なかには、1カ月以上も病院やホテルに隔離されたりする人もいました。当初の基準は、現実に合わない厳しいものだったと言えるでしょう。

ＰＣＲ検査が陽性イコール必ず人にうつす（感染性がある）ということにはなりません。ＰＣＲ検査については別の章であらためて詳しくお話ししますが、これはウイルスの遺伝子の特定の領域を検出するもので、ウイルスそのものを検出するわけではありません。そのため、すでに不活化したウイルスの断片が検出されて「陽性」の判定が出ることもあります。

不活化していれば、感染性はありません。発症から1カ月以上が過ぎてもＰＣＲ検査が陽性になり続ける患者さんもいますが、だからといって感染性も続いているというわけではないのです。

そもそも新型コロナは発症する前後（発症する3日前〜発症後5日）に感染性のピークを迎えるので、発症から長く経過した人の感染性はあまり高くありません。『サイエンス』誌に掲載された論文によると、ヒトからヒトへの感染は、発症前の時期が45パーセント、発熱や咳などの症状のある時期が40パーセント、環境を介した接触感染が10パーセントあります。感染から10日以上経過し、症状がなくなった人はもうほとんど感染性はありません。

いつまで感染性があるのかを調べるには、ウイルス培養を用いた方法があります。生きたウイルスが培養できるあいだは、感染性のあるウイルスがたくさん排出されていると考えられます。したがって、「培養できるウイルスが分離できるまでの期間」は、おおむね感染性があると言えます。

ある新型コロナのウイルス培養研究では、発症から8日目まではウイルス培養が陽性になる事例がありましたが、9日目以降で陽性になった事例はありませんでした。つまり感染性のあるウイルスが分離できたのは、最長でも8日目までということです。ウイルスが培養されるにはある程度のウイルス量が必要となるため、9日目以降はまったく感染性がなくなるとは言い切れませんが、感染リスクが大幅に低下することは間違いありません。

こうしたさまざまな研究結果から、ほとんどの患者さんは、発症から10日後には感染性はなくなっていると言えます。

図表4-8　新型コロナウイルス感染症に感染した日からの感染性の推移

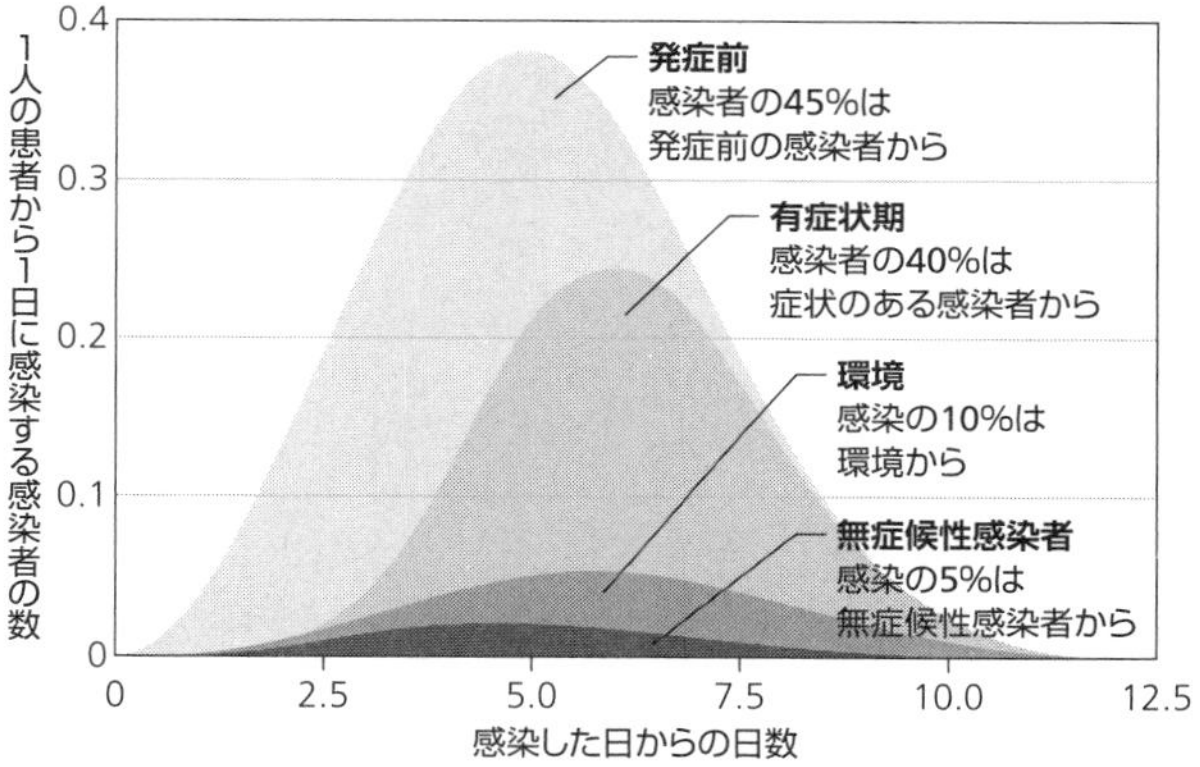

https://doi.org/10.1126/science.abb6936（*3）およびTomas Pueyo
"Coronavirus: The Basic Dance Steps Everybody Can Follow"より

この「ほとんど」とは、軽症・中等症の患者さんという意味です。重症の患者さんの場合は、ウイルスを排出する期間が長くなり、最大20日間と言われています。また、重度の免疫不全の方は持続感染が起こってウイルス排出が長く続き、発症から70日後もウイルス培養が陽性だった事例が報告されています。

したがって、重症例や重度の免疫不全の方の場合は、隔離解除の判断を慎重に行う必要があります（もっとも、重症の患者さんが20日間で退院することはないので、重症患者さんから市中感染が広がることはありませんが）。

以上のことから、軽症者はＰＣＲ検査なしで退院・療養解除という基準は妥当なものだとおわかりいただけたと思います。ただし厚生労働省では、念のため退院後も４週間は手洗い、マスク着用はもちろん、検温による健康状態の確認を行うよう推奨しています。

退院・療養解除の基準を満たせば、職場復帰もＯＫです。就業再開のためにＰＣＲ検査をして陰性を確認する必要はなく、治癒証明書も必要ありません（厚生労働省からもそのような通知が出ています）。復職前にこのような不要なＰＣＲ検査や治癒証明書を求めることは、患者さん自身にとっても医療機関にとっても負担になるだけです。

新型コロナウイルスに感染して退院した人、療養解除になった人から感染が広がることはないという理解が、社会全体で一層進んでほしいと思います。

どんな後遺症が、どのぐらいの割合であるのか

新型コロナウイルス感染症には、治ったあとも遷延する症状（いわゆる後遺症）がいくつかあることが明らかになっています。回復してからも、「体がだるい」「胸が痛い」「息苦しい」「動悸がする」といった慢性症状に悩まされる人は少なくありません。

イギリスの国立衛生研究所（ＮＩＨＲ）は、新型コロナの後遺症を「LONG COVID」と名づけて研究を進めています。その結果、LONG COVIDは単一の病態ではなく、次に挙げる４つの病態が複合的にからみ合っているのではないかということがわかってきました。

①肺、心臓への恒久的障害
②集中治療後症候群
③ウイルス後疲労症候群
④持続するCOVID-19の症状

①の肺や心臓への障害は、軽症や入院しなかった症例でも報告されています。②の集中治療後症候群とは、ＩＣＵ（集中治療室）の在室中あるいは退室後、さらには退院後に生じる身体障害、認知障害、精神の障害のことなので、おもに重症例で見られる後遺症です。

③のウイルス後疲労症候群は、記憶障害、睡眠障害、集中力の低下などです。フランスでは、新型コロナの発症から１１０日後に電話インタビューに回答した１２０人のうち、約3割の人にそれらの症状が見られたという報告がありました。

④は、新型コロナのような症状がダラダラと長く続いてしまうケースです。たとえばイタリアでは、新型コロナから回復した後（発症から平均2カ月後）も87・4パーセントもの人が何らかの症状を訴えていると報告されました。その症状は、倦怠感や呼吸苦、関節痛、胸痛、咳、嗅覚障害、目や口の乾燥、鼻炎、結膜充血、味覚障害、頭痛、痰、食欲不振、のどの痛み、め

図表4-9　新型コロナウイルス感染症の症状の持続期間

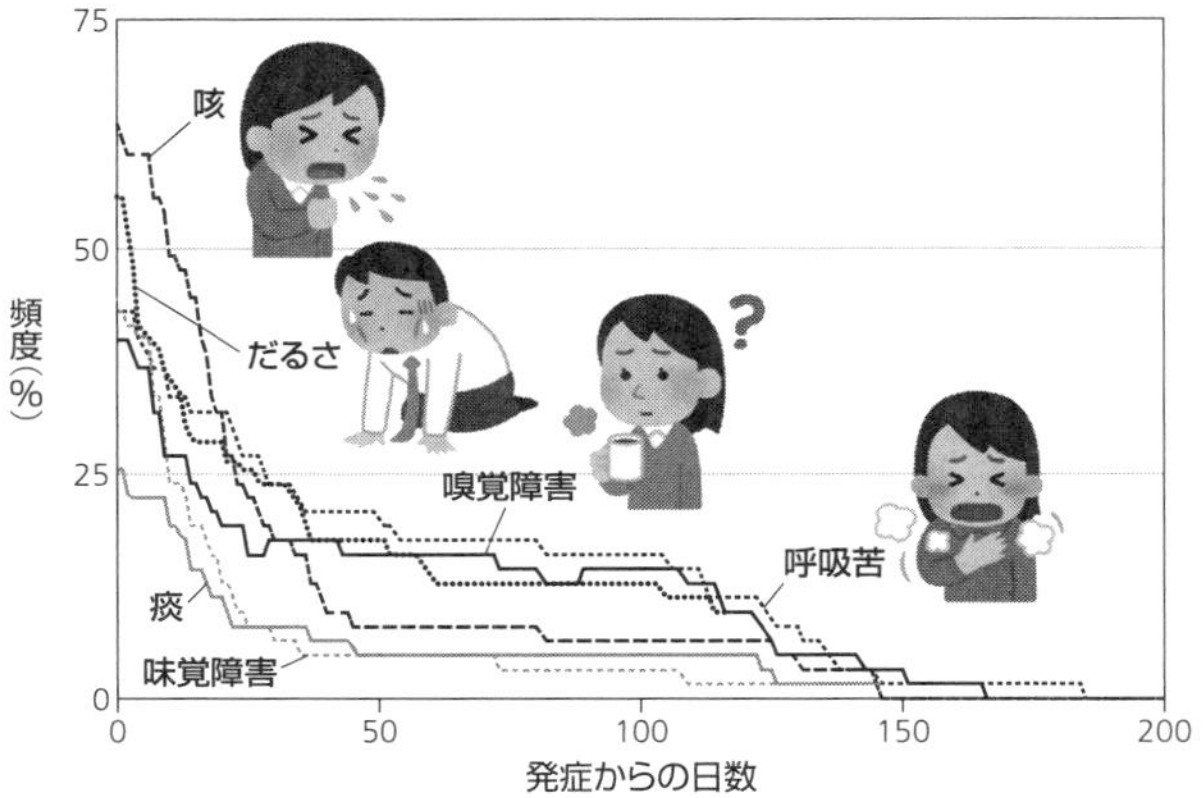

Open Forum Infectious Diseases, ofaa507（*4）より

まい、筋肉痛、下痢などです。いずれも、新型コロナの急性期に見られた症状が持続していたものです。

　私たち国立国際医療研究センターも、2020年10月に、日本では初めてとなる新型コロナ後遺症に関する臨床研究を発表しました。国立国際医療研究センターに入院していた新型コロナ患者に退院後に電話インタビューを行ったものです。

　回答が得られたのは63人（9割が日本人）で、そのうち入院中に酸素投与を受けた中等症患者は27パーセント、人工呼吸管理を受けた重症患者は8パーセントでした。つまり、大半は軽症の患者ということです。

　聴取の結果、④の持続するCOVID-19の症状に関しては、発症から60日が経過した後も、呼吸苦（17・5）、嗅覚障害（16・1）、だるさ（15・9）、咳（7・9）、味覚障害（4・8）などのある人がいました。さらに、発症から１２０日経った後でも、呼吸苦（11・1）、嗅覚障害（9・7）、だるさ（9・5）、咳（6・3）、味覚障害（1・7）が見られます。急性期にはなかった嗅覚障害が後遺症として出現した人もいました。発症から92日後にそれが現れた人もいます（カッコ内はパーセンテージ）。

また、私たちは③のウイルス後疲労症候群に関連する症状として、脱毛についても調べました。脱毛が見られたのは、全体の24パーセント。持続期間は平均76日で、発症時にはまったく見られませんが、発症のおよそ30日後から１２０日後ぐらいまで見られることがあるようです。④についてはイタリアの報告よりも日本のほうが頻度が低く、脱毛についてはフランスの報告とほぼ一致していました。

今のところこれらの後遺症に対する治療法はなく、新型コロナに罹らないことが最大の予防法です。

こうした後遺症の実態は、今後さらに詳しく解明されることでしょう。大半の感染者は後遺症がありませんが、軽症でも長引いてしまう可能性があることは知っておきましょう。

一度感染しても、また感染することはあるのか

新型コロナに感染した人にとって後遺症と並んで心配なのは、「再感染」の可能性でしょう。感染症には、一度かかれば抗体ができて生涯にわたってかからないものもありますが、梅毒のように何度でもかかるものもあります。

では、はたして新型コロナはどちらでしょうか。いまのところ、再感染が疑われる事例が、香港、ベルギー、オランダで報告されています。

香港の事例は、33歳の男性でした。２０２０年3月にＰＣＲ検査で新型コロナウイルスが検出されて入院しましたが、4月にＰＣＲ検査で2回の陰性判定を受けて退院します。その後、スペインに渡航してイギリス経由で8月に香港に帰国した際、空港で受けたＰＣＲ検査が陽性でした。

それだけなら、3月に感染したウイルスが8月に入ってから「再燃（再増殖）」した可能性もあります。しかし3月と8月のウイルスを解析したところ、別の新型コロナウイルスであることが判明しました。同じウイルスの再燃ではなく、前回とは異なるウイルスによる「再感染」だと考えていいでしょう。

この事例だけではありません。新型コロナに感染した人の多くは、感染後しばらくすると抗体が検出されなくなることがわかっています。中国からの研究報告によると、症状の有無にか

かわらず、新型コロナ感染者は回復期にはすでに抗体が低下し始めていました。感染によって作られた抗体が、発症から数カ月後には低下するというのは、ほかの感染症と比べてもかなり早いタイミングです。

また、とくに軽症者や無症状者では抗体が十分にできないという報告もありました。その研究によると、無症候性感染者の40パーセント、有症状の12・９パーセントで、回復期のIgG抗体が陰性だったとのことです。

抗体の低下がすぐに再感染につながるというわけではありません。しかし、新型コロナは何度も感染する可能性があるとすれば、いわゆる集団免疫を維持するのは難しいかもしれませんし、一度の接種で長く免疫を保てるようなワクチンの開発も容易ではないということになってしまいます。

悲観的な話になってしまいましたが、２０２０年12月時点では、再感染と思われると報告された事例は、わずか20例あまりです。きわめてまれな事例なのだとすれば、今後の対策にそれほど大きな影響を与えることはないでしょう。どの程度の頻度で再感染が起こるのかは、さらに今後の研究を待つ必要があります。

治療にはどんな薬が使われるのか

次に、新型コロナウイルスに感染して発症した場合の治療法についてお話ししましょう。感染者の８割は自然治癒しますが、残る２割の重症化を防ぎ、重症化した人を治せるような薬が求められています。

まだ特効薬はありませんが、医療の現場では、さまざまな治療法が模索されてきました。まず、重症化を防ぐためには、初期症状が１週間ほどダラダラと続いているあいだに体内で新型コロナウイルスが増殖するのを抑える必要があります。そのためには、有効な抗ウイルス薬を見つけなければなりません。

また、重症化に向かう２割の患者は肺炎への対応が必要です。炎症反応が過剰に起こることで重症化していくので、ステロイドやIL-6阻害薬などの抗炎症作用を持つ薬剤の使用が有効でしょう。

つまり、中等症〜重症の新型コロナウイルス感染症の治療には、「抗ウイルス薬」と「抗炎症薬」を組み合わせるのが現時点の基本的な考え方です。その考え方に基づいて、現時点で有効性が期待される薬を紹介していきましょう。

図表4-10　新型コロナウイルス感染症の治療の考え方

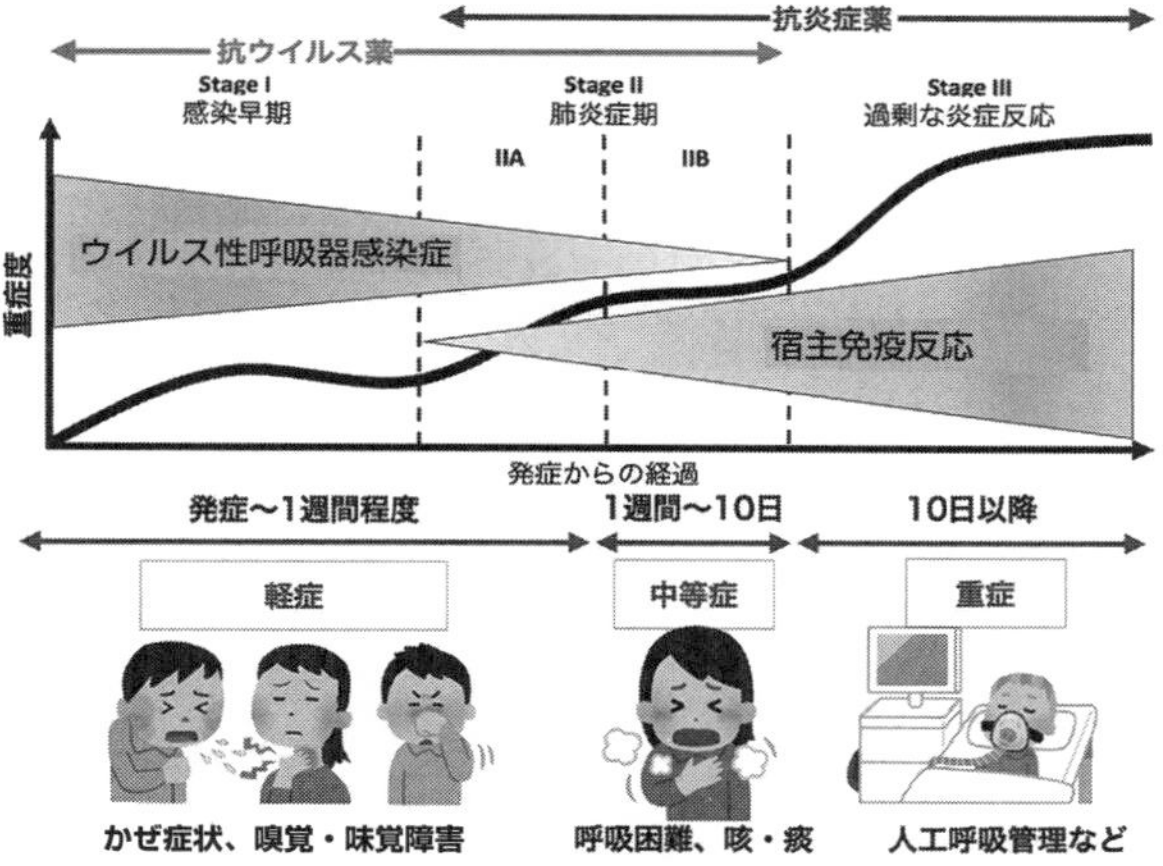

https://doi.org/10.1016/j.healun.2020.03.012（*5）に著者追記

◇レムデシビル

レムデシビルは、もともとエボラ出血熱の治療薬候補として、ほかの臨床試験で使用されていた薬剤です。しかし、培養細胞に新型コロナウイルスを感染させ、48時間後にウイルス増殖がどれだけ抑制できるかを見たところ、レムデシビルで高い阻害効果が観察できたため、その有効性を検証するための臨床試験が行われました。

中国で行われた無作為比較試験では、治療効果が示されませんでした。これは現地での流行が落ち着いたために症例数が足りなかったこともあり（２３７人）、試験そのものが終了しています。

一方、米国、日本、ヨーロッパで行われた無作為比較試験では１０００人以上の患者が登録され、レムデシビルを使用したグループのほうが、プラセボを使用したグループより症状の改善が31パーセント早いという結果が出ました。ちなみに、同じレムデシビルを治療期間を変えて比較した試験では、「レムデシビル５日間」と「レムデシビル10日間」のあいだで有効性も副作用も差が出ていません。

レムデシビルは、２０２０年５月に日本国内で緊急承認され、重症の新型コロナ患者の治療に使用されています。米国では、トランプ大統領（当時）の治療に使用され、その後にＦＤＡ（米国食品医薬品局）が正式に承認しました。

しかしＷＨＯは死亡率の改善などに「ほとんど効果が認められないかまったく効果が認められなかったようだ」とする見解を示すなど、評価が分かれています。

◇デキサメタゾン

重症の新型コロナ患者は、強い炎症反応によって肺障害や多臓器不全、凝固異常などを起こします。そのため、抗炎症作用を持つステロイドが国内の多くの医療機関で使用されてきました。デキサメタゾンは、そのステロイドの一種です。もともと、重症の感染症に適応のある薬剤でした。

英国で新型コロナの入院患者を対象として実施された試験では、デキサメタゾンを投与した患者が、標準治療を受けた患者よりも死亡率が減少したことが示されています。酸素吸入が不要なレベルの軽症の新型コロナ患者に対する有効性は示されていませんが、酸素吸入が必要な中等症患者、人工呼吸管理が必要な重症患者での有効性は示されました。

◇ファビピラビル(アビガン)

日本の富士フイルム富山化学が開発したアビガン（薬剤名：ファビピラビル）は、かなり早い段階で注目され、マスメディアにもしばしば取り上げられました。この薬剤には、リボ核酸（ＲＮＡ）の合成を阻害する作用があります。新型コロナウイルスは、ゲノムとしてＲＮＡを持つＲＮＡウイルスなので、アビガンにはその抑制効果があるはずだという考え方に基づいて、実験室レベルでの効果もたしかめられていない段階から、治療に使用されました。

もともと新型インフルエンザの治療薬として承認を受けているアビガンを、一部の病院で、患者の希望と医師らの判断があれば使用できる「観察研究」という枠組みで、新型コロナ患者にも使用したのです。

しかし藤田医科大学が行った無作為比較試験では、残念ながら治療効果が示されませんでした。「アビガンを飲んだら回復した」という話はいくつも聞かれましたが、それがアビガンの効果だとする証拠はありません。大半の感染者は何もしなくても自然治癒するので、アビガンを飲んでから回復した人も、おそらくアビガンを飲まなくても回復したのだと思います。

とはいえ、海外でも無作為比較試験が行われているので、これから有効性が示される可能性はあります。２０２０年10月には、治験で「早期に症状を改善することを統計的有意差をもって確認できた」とするメーカーが、国に製造販売の承認を申請しましたが、２０２１年２月現在も審議は継続しています。

ただし、仮に新型コロナの正式な治療薬になったとしても、動物実験では胎児に奇形が出るおそれのあることがわかっているので、慎重な利用が求められます。


ほかにも、トシリズマブ、シクレソニド、カレトラなどなど、「新型コロナに有効なのではないか」と言われた薬剤はいくつもありますが、いまのところ、一定の治療効果が示されたのはレムデシビルとデキサメタゾンだけです。未知の病気が広まると、治療薬への期待が高まり、さまざまな憶測が飛び交いますが、治療効果が不明な薬剤についての不用意な報道や発言は慎まなければいけません。

アビガンもそうですが、薬剤には必ず副作用があります。ですから、たとえ治療効果があったとしても、軽率には使えません。治療効果が不明な段階では、なおさらそうです。「ダメモトでもいいから」と有効性がたしかでない薬剤を使えば、効かないどころか副作用で健康を害するおそれもあるのです。

BCGワクチンは新型コロナ予防に有効なのか

新型コロナの予防や治療に関する不確実な情報と言えば、「BCG仮説」も早い段階から根強く語られました。BCGワクチンを定期接種している国（日本、中国、韓国、香港、シンガポールなど）は新型コロナ感染者が少なく、接種をしていない国（イタリア、スペイン、アメリカ、フランス、イギリス）は感染者が多く見えることから、2020年3月に「BCGワクチンは新型コロナ予防に有効なのではないか」という仮説が登場し、それ以降、長く議論されてきました。

BCGワクチンは結核を予防するために作られたものですが、以前から、小児期の呼吸器感染症や敗血症を40～50パーセント減らすことや低出生体重児の死亡率を減らすことなど、結核以外の疾患に対する予防効果も示されています。

その理由はまだ十分に解明されていません。ただ、BCGワクチンが白血球の成分のひとつである単球に働きかけて自然免疫を強化するゲノム変化を起こすことや、炎症促進性サイトカイン、とくにIL-1βの分泌を増加させることなどによるものではないかと推測されています。

これは「訓練免疫」と呼ばれる現象で、BCGワクチン以外でも効果が示唆されてきました。

たとえばブラジルでは、インフルエンザワクチンの予防接種を受けた人が、受けていない人よりも新型コロナによる重症化リスク・死亡リスクが減ったという研究もあります。また、MMR（麻疹・風疹・おたふくかぜ）ワクチンやポリオワクチンなどが新型コロナの感染率を減らしたという話もあり、もしそうだとすれば、これも訓練免疫による効果だと考えられるでしょう。

ＢＣＧワクチンによる訓練効果については、こんな研究も報告されました。65歳以上の高齢者を、ＢＣＧ接種をした72例とプラセボ群78例に分けて観察したところ、接種後1年以内に新たにかかる感染症が減少、とくに、肺炎を含めた呼吸器感染症が減少したそうです。

この研究の患者登録期間は２０１７年９月から２０１９年８月までで、観察期間はそこから1年間なので、新型コロナの予防効果を示しているわけではありませんが、高齢者におけるＢＣＧワクチンの訓練免疫の効果を示していると考えることができるでしょう（ただしこの研究は症例数があまり多くなく、もっと規模の大きな臨床研究で同じような効果が出るかどうかはわかりません）。

一方、ＢＣＧワクチンが直接的に新型コロナを予防することを示した研究はまだ存在しません。オランダでは、ＢＣＧ接種者には新型コロナ流行期に「体調不良」になる人が少なかったという報告がありますが、この「体調不良」はかぜなどさまざまな原因によるものです。新型コロナと診断された人は、ＢＣＧ接種群が２パーセント、非接種群が１パーセントと、有意差はありませんでした。

現在も「ＢＣＧ仮説」を検証するための臨床研究は世界各地で進められていますが、いまのところは「わからない」としか言えません。まだ治験が不十分なので、ＷＨＯは新型コロナ予防目的でのＢＣＧ接種を推奨していませんし、日本ワクチン学会も「現時点では否定も肯定も、もちろん推奨もされない」との見解を発表しました。

それに加えて、「本来の適応と対象に合致しない接種が増大する結果、定期接種としての乳児へのＢＣＧワクチンの安定供給が影響を受ける事態は避けなければならない」という懸念も表明しています。まだエビデンスのない「仮説」に多くの人たちが飛びついて、子どもたちのためのＢＣＧワクチンが不足するようなことは絶対にあってはなりません。ＢＣＧ仮説に期待する気持ちはわかりますが、研究の進行を冷静に見守ってください。

効果が期待される「回復者血漿療法」

ここで、私自身が研究に取り組んでいる新型コロナ治療法も紹介しておきましょう。米国でも新型コロナウイルス感染症の治療法として２０２０年８月に緊急承認された、「回復者血漿《けつしょう》療法」というものです。

図表4-11　回復者血漿の採取の様子

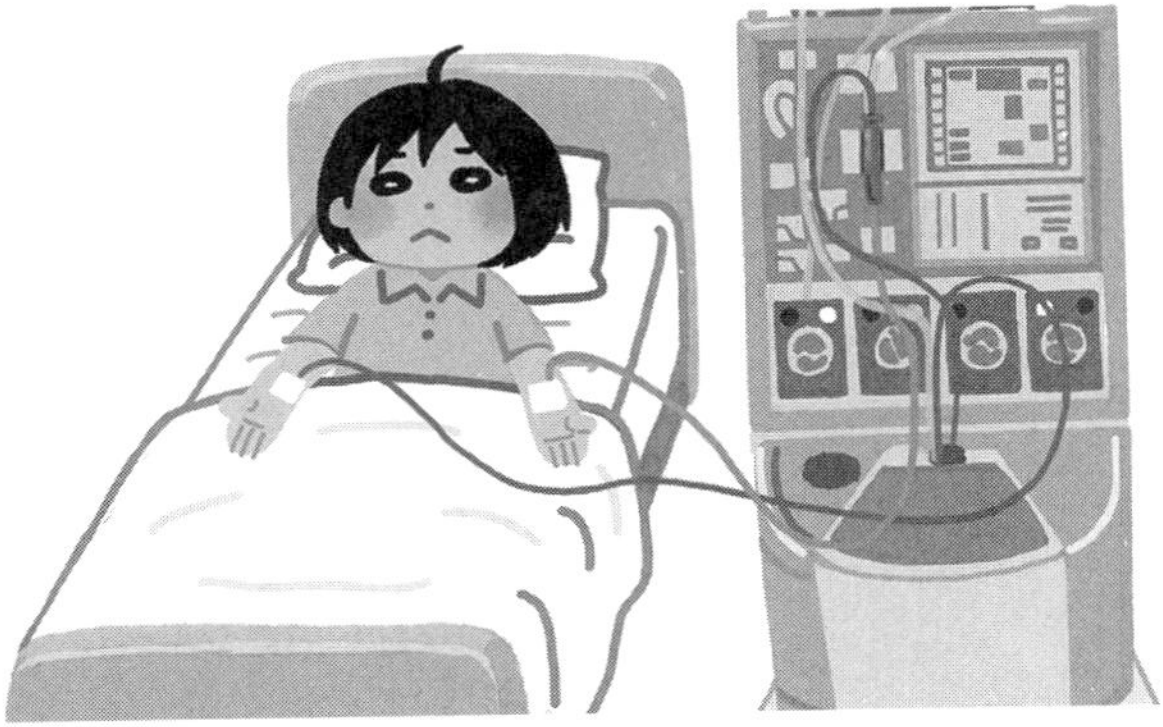

羽海野チカ先生作成

回復者血漿とは、特定の感染症から回復した人の血漿のことです。血液から赤血球・白血球・血小板などの血球成分を取り除いたものが「血漿」です。そのなかには、ウイルスなどの病原体を不活化するさまざまな抗体が含まれているので、ある感染症から回復した人の血漿には、その病原体を攻撃する抗体が含まれている可能性があるわけです。それを患者に投与すれば、治療効果が得られるかもしれません。

この治療法の歴史は古く、１００年前のスペインかぜの患者にも回復者血漿が投与されました。当時の投与剤を解析したところ、実際に治療効果があったと報告されています。近年では、Ｈ５Ｎ１鳥インフルエンザやエボラ出血熱などの重症感染者、ＳＡＲＳやＭＥＲＳの感染者にも回復者血漿療法が行われてきました。ですから、手法その

図表4-12　回復者血漿療法の流れ

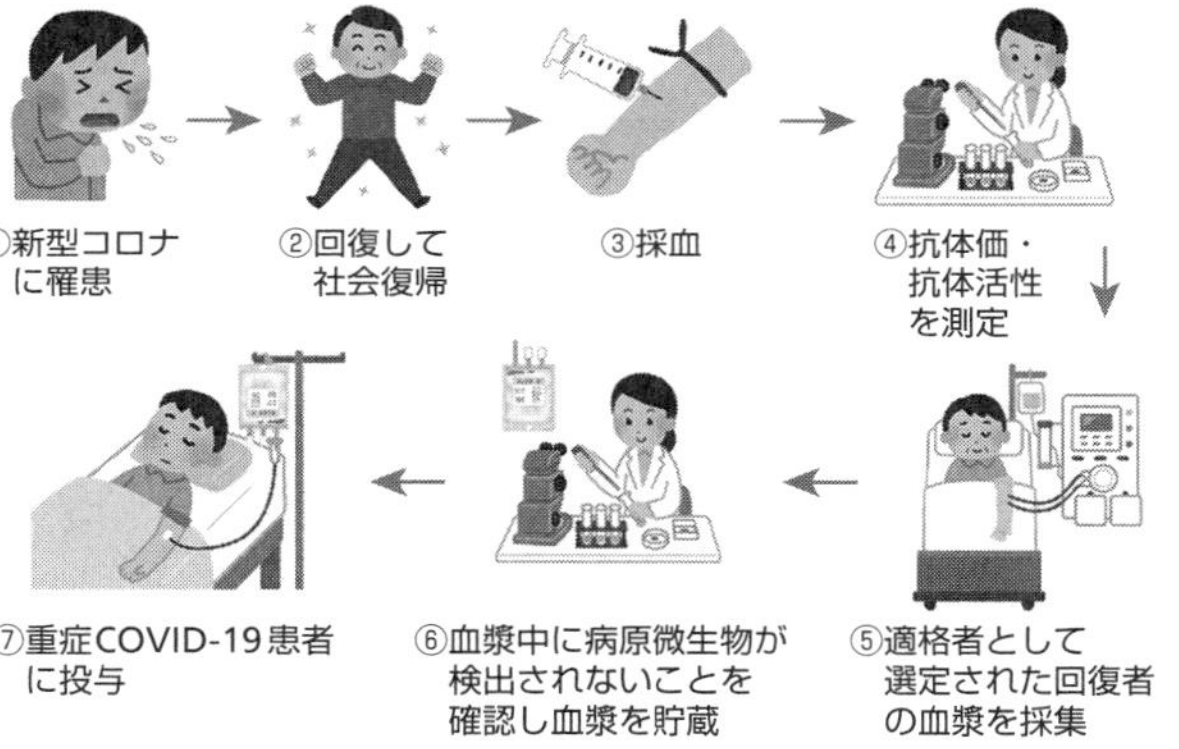

著者作成

ものは新しいものではなく、感染症の世界ではむしろ常套手段と言っていいでしょう。

新型コロナに対する回復者血漿療法については、これまで中国や米国などから複数の臨床研究が報告されています。そのなかでもっともエビデンスのレベルが高い中国の試験では、酸素吸入が必要で人工呼吸は不要な中等症の患者グループで、回復者血漿療法の有効性が示されました。

患者全体および重症（人工呼吸管理が必要な患者）グループでの有効性は示されていませんが、この研究は中国での流行の後半に行われたため、途中から患者登録が激減し、予定された患者数を達成しないまま終了してしまいました。そのため、重症グループでの有効性が示されなかったのは、症例不足が原因の可能性があります。米国では、回復者血漿の投与で死亡率が低下したとの報告がありました。

私たち国立国際医療研究センターは、２０２０年４月末から12月までに３００例以上の回復者の抗体測定を行い、１００例以上の回復者血漿を採取・保存しました。血漿の採取は、回復から十分な期間を経てから、新型コロナに対する十分な抗体があり、輸血によって感染するおそれのある感染症がなく、貧血もない回復者から行います。

採取に使うのは、「血球分離機」という機械です。２本の末梢静脈ライン（脱血用と送血用）を使用して約１時間かけて実施します。私たちは一般的な献血と同じ４００ミリリットルを採取し、患者への投与まで冷凍庫で凍結保存しています。

米国では、２０２０年８月までに２万例を超える新型コロナ患者に回復者血漿が投与され、副作用は従来の輸血と同等（アレルギー反応、肺障害、心不全など）だと報告されました。その一方で、回復者血漿療法では、抗体依存性感染増強という反応が生じることが懸念されています。これは、病原体に対する抗体が細胞へのウイルス侵入をかえって増加させ、疾患を重症化させてしまう現象のことです。デング熱などでこの現象が起こることが知られています。

日本人患者に対する安全性は、まだ明らかになっていません。今後、慎重に安全性の評価を行いながら、多くの新型コロナ患者を助けられるよう、研究を進めていきたいと思います。

日本でも拡大が懸念されるイギリス変異株

どんなウイルスも、増殖を続ける過程で、環境に適応するために遺伝子情報が変化していきます。これを「変異」と言います。

新型コロナウイルスも、発見以来、変異を繰り返しています。変異が起こると、ウイルスの感染力が強くなったり、治療薬が効かなくなったり、ワクチンが効きにくくなったり、といったウイルスの性質の変化が起こりえます。

２０２０年末からは、イギリス、南アフリカ共和国、ブラジルで見つかった新たな変異株が世界各国に広がり、大きな問題になっています。

まずイギリスの変異株について見てみましょう。

イギリスでは「VOC-202012/01」と呼ばれる変異株が拡大しています。特に拡大が顕著な南東イングランドで行われた調査では、症例の半分以上が新しい変異株でした。最も早い症例は２０２０年9月20日に確認されています。

その後、南東地方を中心に拡大を続けており、現在配列を解析された新型コロナウイルスのうち70パーセントは変異株であることがわかっています。

イギリス変異株は世界中に広がっており、２０２１年2月7日の時点で、イギリス以外に80カ国で症例が確認されています。

日本でも、2020年12月25日に空港検疫で見つかって以降、報告が増えています。渡航歴のない感染経路不明の事例も報告されており、日本国内でもイギリス変異株の感染伝播が起こっていると考えられます。

2020年12月16日の時点で9例のイギリス変異株が見つかっていたデンマークでは、デンマーク国内における新型コロナのうち変異株が占める割合が増加しており、2021年第1週目には、全体の3・5パーセントが変異株と報告されています。

オランダでは、新型コロナと診断された患者の検体をランダムに調べたところ、2021年第1週目に確認された新型コロナウイルスの10パーセントがイギリス変異株であり、特にアムステルダムとロッテルダムに変異株の新型コロナ症例が集中しているようです。

このように、イギリス変異株が侵入した国のなかですでに拡大が始まっている国があり、日本での拡大も懸念される状況です。

このイギリス変異株は、これまでの新型コロナウイルスと比較して56〜75パーセント広がりやすいと解析されており、感染性が高いことがわかっています。

重症化しやすいという論文化されたデータはまだありませんが、1月22日にボリス・ジョンソン首相は「変異株の致命率が高い可能性がある」と述べており、今後の報告が待たれます。

変異株が重症度に与える影響は変わらないとしても、感染性が高まって感染者が増えれば、重症者も増えることになります。

また、小児に対してもこれまでの新型コロナウイルスよりも感染しやすいのではないかと考えられています。

変異株はヒトの細胞に結合するスパイク蛋白に関連しており、ウイルスの抗原性を変化させることによって新型コロナウイルスに対する抗体の効果が減弱する可能性があります。ただ、２０２１年１月15日のイングランド公衆衛生局の発表では、従来の新型コロナウイルスに感染し回復した人の中和抗体はイギリス変異株にも活性を示し、またその逆も同様であったとのことです。

つまり、現時点では、再感染のリスクの増加やワクチンの有効性の低下については過度に心配する状況ではないと言えるでしょう。

イギリスやデンマークのように国内で変異株が拡大するのを防ぐために、

・現時点で見つかっているイギリス変異株症例の厳格な隔離
・海外からの帰国者の検査体制の強化（全症例での遺伝子配列解析の実施）

が行われているところです。

また政府は２０２０年12月28日から、外国人の新規入国を停止しています。

イギリス変異株の拡大を防ぐために私たちにできることは、これまでと変わりません。しかし、拡大してしまったときの私たちへの影響は、これまで以上に大きくなるでしょう。
イギリス変異株の国内での広がりは新たな脅威であることを認識し、

・屋内ではマスクを装着する
・３密を避ける
・こまめに手洗いをする

といった基本的な感染対策をより一層遵守するようにしましょう。

南アフリカ変異株ではワクチンが無効に?

２０２０年12月18日に、南アフリカ政府は「501Y.V2」と呼ばれる、新しい変異株の出現と急増を報告しました。最も早い症例は２０２０年10月に確認されています。

２０２１年1月13日の時点で、南アフリカでは３４９例の501Y.V2変異株による感染例が確認されています。南アフリカでは、新型コロナ症例のごく一部でしかウイルス遺伝子の配列解析が行われていないため、実際には３４９例よりもずっと多くの変異株感染事例が広がっているものと思われます。

南アフリカ変異株も世界的に拡大しており、２０２１年2月7日の時点で、41カ国で症例が確認されています。

フランスでは、２０２０年12月下旬に、モザンビークから宗教行事に参加した旅行者によって持ち込まれたウイルスによるクラスター事例が報告されています。５人の旅行者から感染が拡大し、小児を含む29人の感染者が報告されています。

その他の南アフリカ変異株の大部分は旅行に関連していますが、すべての事例で南アフリカへの渡航歴があるわけではなく、さらに、イスラエルとイギリスでは、渡航歴のない南アフリカ変異株感染者の事例が報告されています。

日本でも２０２０年12月28日に、成田空港検疫所で南アフリカ滞在歴のある新型コロナ患者から南アフリカ変異株が検出されたことが報告されました。

南アフリカ変異株は、イギリスの変異株とは関連のない系統の進化と考えられていますが、イギリス変異株と同じくスパイク蛋白の変異があります。

これまでの研究では、この「N501Y」という変異でスパイク蛋白がＡＣＥ２受容体により強固に結合することが示されており、感染性が増加している可能性が懸念されています。

ロンドン大学衛生熱帯医学大学院の解析では、南アフリカ変異株は、南アフリカで以前に流行していた新型コロナウイルスよりも50パーセント感染性が高いと報告されています。

南アフリカ変異株についても、重症化しやすいのかは、現時点では明らかではありません。

南アフリカ変異株は、回復者血漿やモノクローナル抗体に対する抵抗性が示されています。

これはつまり、既存の新型コロナウイルスに対して作られたヒトの抗体や人工的に作られた抗体が効かなくなっていることを意味します。

この事実は、既存の新型コロナウイルスに感染した人も再感染する可能性があることを示しています。また、ワクチンは既存の新型コロナウイルスのスパイク蛋白に対する抗体を体内に作るものなので、現在海外で接種が行われているワクチンの有効性低下の懸念にも繋がります。

南アフリカ変異株では実際に再感染が起こりやすいのか、ワクチンが効かないのかについては、まだ十分なデータがありません。

ブラジル変異株でも再感染が起きる?

2021年1月10日、ブラジルのマナウスからの渡航者4名から変異株が検出されたと、日本で報告されました。

1月12日には、日本から報告されたウイルスと同じ変異株に関する報告が、ブラジルのマナウスから報告されています。

この変異株はマナウスで急速に広がっているようで、12月中旬から下旬にかけてマナウスの医療機関を受診した患者31例から検出された新型コロナウイルスのうち13例(42パーセント)がこのブラジル変異株「P.1」であったことが確認されています。

図表4-13　イギリス変異株、南アフリカ変異株、ブラジル変異株の比較

2021年2月7日時点の情報に基づき作成	イギリス変異株 VOC-202012/01	南アフリカ変異株 501Y.V2	ブラジル変異株 P.1
報告された国	80カ国	41カ国	10カ国
従来の新型コロナウイルスと比べた感染性の強さ	56～75％増加	50％増加	不明（おそらく増加）
感染した場合の重症化リスク	高くなる?（詳細不明）	不明	不明
免疫回避による再感染やワクチン効果の低下	不明（一部の株で可能性あり）	おそらくあり	おそらくあり

WHO situation report、ECDC risk assessmentなどを参考に著者作成

２０２１年１月18日には、ブラジルから韓国への旅行者からブラジル変異株P.1が検出されたと報告されています。現在、ブラジル変異株P.1の感染性の変化を示す微生物学的、疫学的証拠はまだありませんが、イギリス変異株や南アフリカ変異株で見られる「N501Y」という変異が感染性の増加と関連していることが示唆されています。ブラジル変異株P.1でも同様に感染性が高いことが懸念されます。ブラジル変異株は重症化しやすいのか、については現時点では明らかではありません。

ブラジル変異株は、南アフリカ変異株と同じ「E484K」という変異を持っています。

このE484Kという変異は、新型コロナウイルスに対するモノクローナル抗体や回復者血漿に対する逃避変異（ウイルスが抗体に中和されることから逃げるための変異）として報告されています。実際に新型コロナウイルスを模倣した実験用のウイルスにE484K変異が起こると、既存の

新型コロナウイルスから回復した人が持つ中和抗体の活性が10分の1以下になると報告されています。

新型コロナウイルスに対する免疫には、抗体による液性免疫と、T細胞による細胞性免疫が関わっています。したがって中和抗体の活性の低下が再感染のリスクやワクチンの効果の低下に直結するわけではありませんが、ブラジルで注目すべき症例が報告されています。

２０２０年3月24日に1回目の新型コロナウイルス感染が確認された29歳の女性が、12月19日に年末のパーティーに参加した際に抗体検査を行ったところ、陽性が確認されています。しかし、その８日後に２回目となる新型コロナの症状が出現し、ブラジル変異株が検出されました。

この報告は、過去の新型コロナウイルスの感染によってできた抗体が、ブラジル変異株には無効である可能性を示唆しています。

もうひとつ気になることがあります。マナウスは２０２０年の春に新型コロナの大流行を経験し、10月の時点でマナウスの住民の76パーセントが新型コロナウイルスに感染したという推計が発表されています。しかし、マナウスでは現在、新型コロナ症例の急増による第２波を迎え、医療システムを大きく圧迫しています。

まだ詳細はわかっていませんが、この第２波に感染している人のなかに第1波で感染した人が含まれているとすれば、現在、世界で約1億人の新型コロナウイルス感染者が報告されていますが、この1億人を含む全ての人類が、このブラジル変異株には免疫を持たない可能性があります。

また、南アフリカ変異株と同様の変異を持つことから、現在海外で接種が開始されている新型コロナワクチンも有効性が低下する可能性があります。

南アフリカ変異株、ブラジル変異株については、日本でも、空港検疫のほか、渡航歴のない人の感染事例が見つかっています。

日本で新型コロナウイルスの遺伝子配列まで読まれているのは、およそ10例に1例なので、見つかっていないだけの可能性もありますが、少なくとも日本国内で蔓延しているような状況ではないと考えられます。

南アフリカ変異株とブラジル変異株は、イギリス変異株とも特性が一部異なり、国内で広がってしまった場合の影響はイギリス変異株よりも大きいかもしれません。

南アフリカ変異株、ブラジル変異株が拡大するのを防ぐためには、イギリス変異株に対してと同様、

・現時点で見つかっている変異株症例の厳格な隔離
・海外からの帰国者の検査体制の強化（全症例での遺伝子配列解析の実施）

・外国人の入国規制強化

などが必要と考えられます。

2020年冬からの第3波で、日本は過去最大規模の新型コロナの流行を経験し、一部の地域では本来必要な医療が十分に提供できなくなりました。

2度目の緊急事態宣言発出で、感染拡大にはようやく歯止めがかかりましたが、今後、日本国内で変異株が広がってしまえば、状況は再び危機的になりかねません。

日本国内でこれ以上深刻な流行を引き起こさないためにも、引き続き一人ひとりが感染対策を徹底すべきです。

第5章 感染はどうしたら防げるか

接触感染を防ぐには何よりも「手洗い」

かぜやインフルエンザなどの日常的な感染症から、いま最大の問題である新型コロナという新興感染症にいたるまで、さまざまな感染症についてお話ししてきました。

ここまでの話で、私たちがいかに多様な病原体に囲まれて暮らしているかがおわかりいただけたことと思います。有効な治療法が確立されていないものも多々あるので、不安に駆られてしまったかもしれません。

しかし感染症には、ある意味で安心な面もあると言えなくもありません。それは、病気の「原因」がはっきりしていることです。

病気のなかには、原因がはっきりせず、そのため予防の難しいものが少なくありません。たとえば生活習慣病の多くは、文字どおり食生活や喫煙、飲酒、睡眠不足などの生活習慣に原因があるとされていますが、その因果関係は必ずしも明確ではありません。煙草を吸わない人が、喫煙者と同じ病気になることはいくらでもあります。がんもそうですが、多くの病気はさまざまな要因が複雑にからみあって起きます。

しかし感染症は、そうではありません。病原体というはっきりした原因があり、病原体となる微生物などが体内に入りさえしなければ、感染症にはなりません。

原因がはっきりしていれば、予防もしやすくなります。がんや糖尿病などを予防するためにはいろいろな対策が必要になりますが、感染症の予防の原則はきわめてシンプルです。「病原体を取り込まないようにする」ということだけ考えればいいのです。

もちろん、目に見えないウイルスや細菌などを完全にシャットアウトすることは不可能でしょう。しかし、どんな病原体がどんな経路で入ってくるかはおおむねわかっているので、努力によって、感染リスクを下げることはできます。それが自分や家族の健康を守るだけでなく、社会全体のためにもなります。

では、感染はどうやって避ければよいのでしょうか。

基本的なやり方は、感染経路ごとに違います。まず接触感染については、何よりも「手洗い」が有効です。性感染症などは別ですが、接触感染のほとんどは、ウイルスや細菌が手指《しゅし》を経て体内に入ります。新型コロナはもちろん、かぜやインフルエンザ、食中毒の人からの二次感染など、手や指を清潔にしておけば、接触感染のリスクは大幅に下がります。

消毒のために何が効果的かは、病原体の種類によって異なります。たとえば、アルコール消毒は、新型コロナには有効ですが、ノロウイルスなどあまり効果がない病原体もいます。

冬場になれば、かぜやインフルエンザのウイルスに加えて、ノロウイルスの感染リスクも高まります。だとすると、毎回、手洗いのたびにいろいろな消毒剤を使わなければいけないのかというと、そんなこともありません。

手洗いの基本は「流水」、つまり水で洗い流すことです。石鹸やアルコールなどを使わなくても、15秒から30秒程度、しっかり時間をかけて丁寧に流水で手指を洗えば、どんな病原体の感染リスクも大きく下げることができます。ポイントは、時間をかけて、丁寧に洗い流すこと、そして、石鹸などを使えるなら使ったほうがよいのはもちろんです。

以前はインフルエンザの流行期になると「手洗い」に加えて「うがい」を励行するように言われました。しかし、実のところ、うがいによってのどに付着したウイルスや細菌などがどれだけ取れるのかについては、科学的な根拠があまり存在しません。根拠がまったくないわけではないのですが、その効果は手洗いほど明確ではないのです。

日本をはじめとするアジア諸国にはもともとうがいの習慣がありますが、欧米ではそのような習慣がないので、感染予防のためのうがいは、おそらくやっていないでしょう。

そのような事情もあり、新型コロナ対策としては「うがい」はあまり言われなくなりました。やってはいけない理由はないので、うがいをするデメリットもあまりないと思いますが、こまめな手洗いのほうが、より重要です。

図表5-1　手洗い啓発ポスター

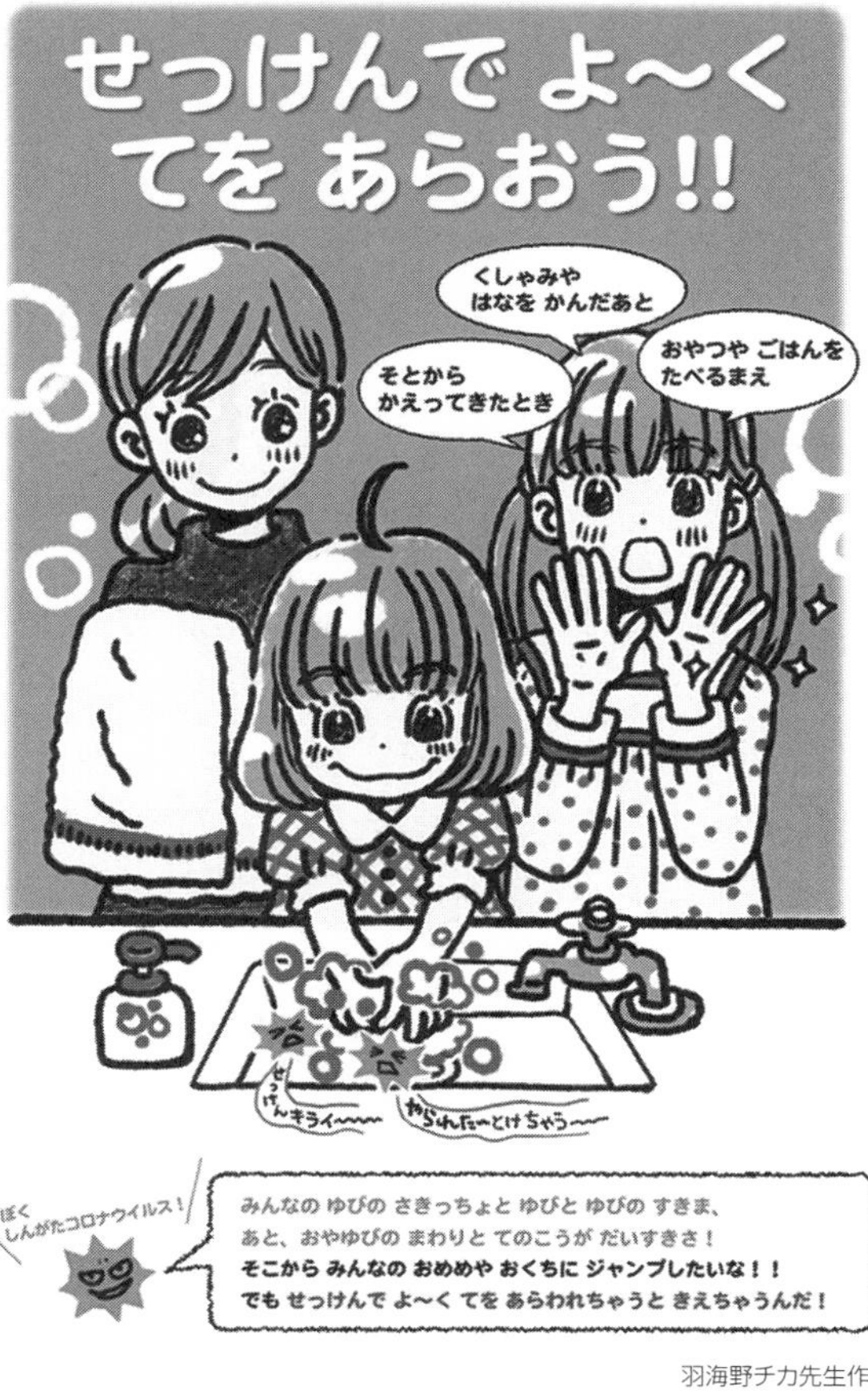

羽海野チカ先生作成

科学的に明らかになってきた「ユニバーサルマスク」の効果

次に、飛沫感染対策としてのマスクについてお話ししましょう。いまでこそ日本国内では大半の人々が公共の場所でマスクを着用していますが、新型コロナの流行が始まった当初はその有効性についてさまざまな議論がありました。

無症状の人も含めてマスクを着用するスタイルのことを「ユニバーサルマスク」と呼びますが、それをいち早く採用したのは日本です。緊急事態宣言下の２０２０年５月に発表した「新しい生活様式」に関する提言のなかで、政府の新型コロナウイルス感染症対策専門家会議は、「外出時、屋内にいるときや会話をするときは、症状がなくてもマスクを着用」することを推奨しました。

私もそれ以前からネット記事でユニバーサルマスクの意義を訴えていましたが、あのときは専門家会議がずいぶん思い切った提言をしたものだと感じたものです。というのも、あの時点でＷＨＯはユニバーサルマスクに否定的で、「マスク着用は有症状者のみ」に推奨していました。国内外で、見解が分かれていたのです。

しかしその翌月、ＷＨＯはマスク着用に関する方針を転換しました。流行地では、公共交通機関利用時など人同士の距離を取ることが難しい場合に、他人に感染させないために（症状の有無にかかわらず）マスク着用を推奨する、としたのです。

従来の呼吸器感染症には、症状が出てから感染性が高まるという原則がありました。だからＷＨＯは有症状の人にだけマスク着用を勧めていました。ですが、前章でも述べたとおり、新型コロナは発症する前から感染性があります。新型コロナの伝播のうち、発症前の無症状者からの伝播が45パーセント、無症状のまま経過する無症候性感染者からの伝播が5パーセントと、無症状者からの感染が全体の半分を占めます。そのような新型コロナの特徴を示すエビデンスが蓄積されてきたために、ＷＨＯは方針転換を行ったのです。

かぜやインフルエンザなどの呼吸器感染症は、咳やくしゃみなどの飛沫を介して感染します。では、それらの症状が出る前から高い感染性を示す新型コロナは、何の「飛沫」から他人にウイルスがうつるのでしょうか。

さまざまな研究から、咳やくしゃみをしなくても、単なる「会話」などによって飛沫が拡散していることがわかりました。ある研究によれば、咳で発生する飛沫の量と会話で発生する飛沫の量に大差はありません。もちろんカラオケの歌などもそうですが、大きな声を出せば出すほど、近くにいる人への感染リスクが高まります。しかしマスクを着用すると、飛沫はあまり飛びません。

マスク着用については、「小さなウイルスはマスクを通り抜けるから感染は防げない」という話もよく聞かれました。まだ十分には証明されていませんが、マスク着用に自分の感染を防

図表5-2　ウイルスを排出する側、
浴びる側にサージカルマスクを着けた場合の
効果を検証した研究結果

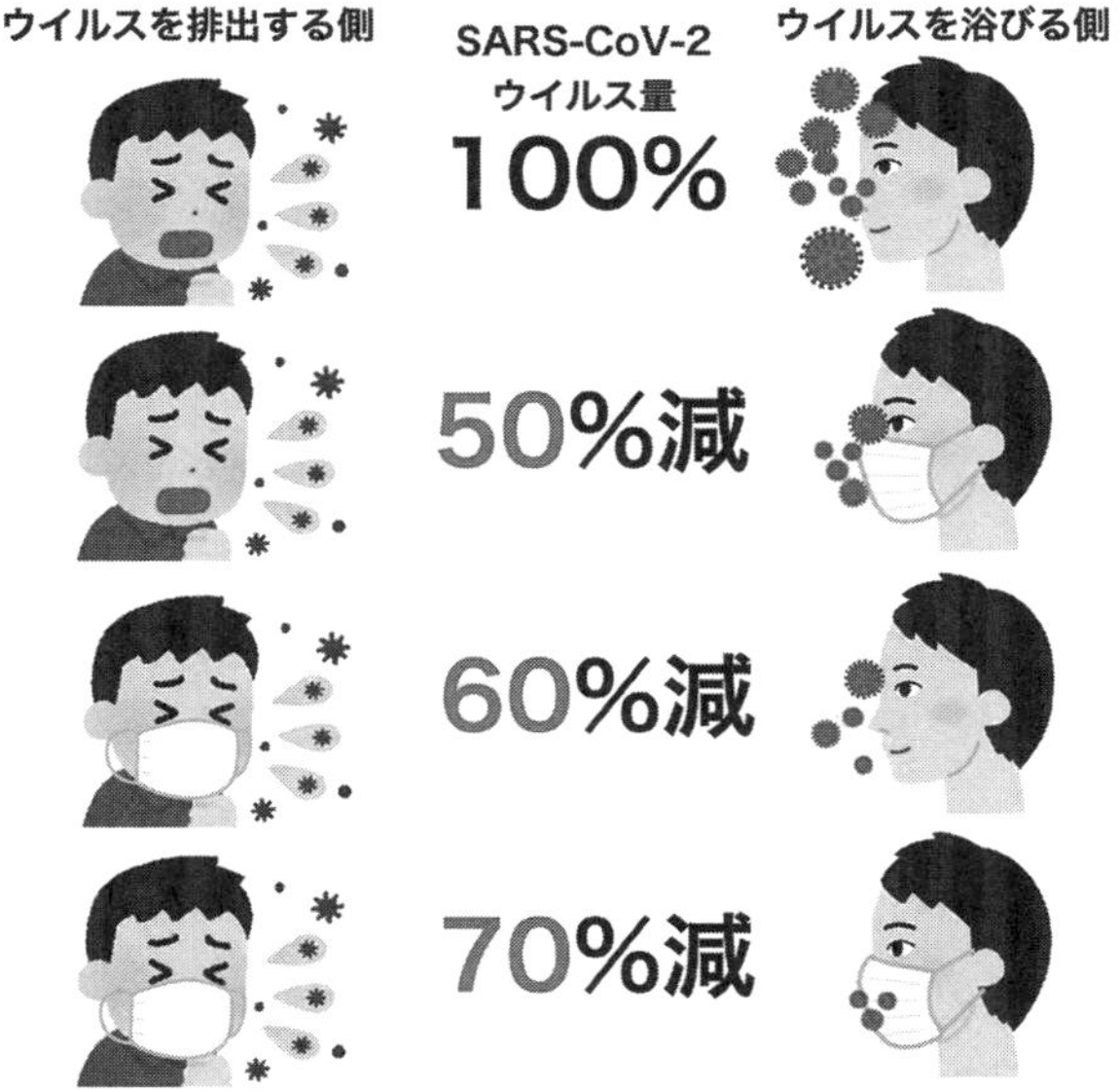

https://doi.org/10.1128/mSphere.00637-20（*6）より作成

ぐ効果があることは、少しずつわかってきています。

東京大学医科学研究所の河岡義裕先生らの本物の新型コロナウイルスを用いた研究では、ウイルスを排出する側、浴びる側のマネキンにそれぞれマスクを着けたときに、浴びる側のウイルス量がどれくらい減るのかについて、検討されています。この研究によると、ウイルスを排出する側、浴びる側のいずれかがマスクを装着することでウイルス量が半減するだけでなく、両方ともがマスクを着けることでウイルス量が70パーセント減少したとのことです（共にサージカルマスクの場合）。

ユニバーサルマスクの感染防止効果は、ほかにもさまざまな研究や事例によって裏付けられています。たとえば中国では、新型コロナを発症した人が症状の出る前からマスクを着用していた場合、着用していない場合よりも家族への感染が79パーセントも減っていました。しかし発症後にマスクを着用しても、家族への感染は減らなかったそうです。

また、米国のある美容院では、２人の美容師が新型コロナに感染しました。しかしその２人と濃厚接触したはずの１３９人の客は1人も感染していません。この店では、美容師の発症前からユニバーサルマスクを実行していました。

感染症には、「20／80ルール」と呼ばれる現象があります。感染者全体のうち、他人に感染させるのは2割だけで、残り8割は誰にもうつしていないという現象です。ＳＡＲＳやＭＥＲＳ、新型コロナなど飛沫感染する感染症だけではなく、たとえばエボラ出血熱にもこのルールが当てはまると言われています。

それでも感染が社会に拡大するのは、1人で多くの人たちにうつしてしまう「スーパースプレッダー」の存在も大きな要因のひとつです。前にお話ししたとおり、韓国でＭＥＲＳが流行したときは、１人で86人に感染させたスーパースプレッダーがいました。新型コロナでも、１

人で9～12人に感染させた事例があることが、厚生労働省のクラスター対策班の調査でわかっています。このようなスーパースプレッダーにならないためにも、やはり日頃からマスク着用を心がけるべきです。

ただし、マスクを着用すべきなのは、換気が不十分になりやすい屋内や混雑した交通機関内です。屋外（人との距離が十分に〈2メートル程度〉保てる場合）でのマスク着用は推奨されていません。とくに夏場は、マスク着用が熱中症のリスクを高めるので注意が必要です。また、日本小児科医会は、2歳未満の子どものマスク着用は窒息や熱中症のリスクが高くなるためかえって危険であり、不要だとの声明を発表しました。

マスク着用の注意点としてもう一点、同じマスクを長時間にわたってつけ続けるのはよくありません。電車内で人の飛沫を浴びたり、あちこちに触れた手でマスクに触ったりすることで、マスクの表面は徐々に汚染されていきます。したがって、外出先からオフィスに戻ったタイミングなどを見計らって、できるだけこまめにマスクを交換するようにしましょう。

マスク着用はたしかに有効な感染防止策ですが、「とにかくマスクをすればよい」というものでは決してありません。自分自身の感染予防のためには、マスク着用と共に、手洗いをこまめに行うことが重要です。

院内感染はなぜ起きてしまうのか

私自身もそうですが、感染症の患者を受け入れる医療機関や医療従事者は、当然ながら一般社会よりも大きな感染リスクにさらされています。新型コロナでも、各地で「院内感染」が発生しました。

院内感染を起こす病原体としてよく知られているのは、MRSA（メチシリン耐性黄色ブドウ球菌）です。その名のとおり、メチシリンという抗菌薬に対する耐性を獲得した黄色ブドウ球菌です。免疫力の低下した人がこれに感染すると、骨髄炎や関節炎などを起こすことがありますが、薬剤耐性菌なので抗菌薬が効かず、治療は容易ではありません。これを持っている患者さんを診察した医師が、うっかり手洗いせずに次の患者さんを診察したときなどにうつしてしまい、それが病院内に次々と広がることがあるのです。そのほか、ノロウイルスやインフルエンザウイルスなども、院内感染を起こしやすい病原体と言えるでしょう。

院内感染を防ぐには、まずゾーニングを明確にしなければいけません。「ここからここまでは汚染地域」とはっきり線引きをして、そのエリアに入るスタッフは手袋、ガウン、マスク、フェイスシールドなどの個人防護具を装着します。

防護の度合いは、感染症そのものの怖さや患者さんの重症度によっても違います。私たちの病院では、たとえばエボラ出血熱の疑いのある患者さんが来たら、二重扉の向こう側にある病室に隔離して、そこに入るスタッフは宇宙服を連想するような厳重な防護服を着用します。一方、インフルエンザの患者さんに対しては、そこまではやりません。ほかの患者さんにうつさないよう個室には入ってもらいますが、スタッフはマスク着用と手洗いを励行する程度です。

しかし、来院した患者さんがどんな病原体を持っているかは、必ずしも明らかではありません。エボラであれインフルエンザであれ新型コロナであれ、その感染症の疑いで受診する患者さんはそれぞれ決まった対応をすればよいのですが、先ほどのＭＲＳＡなどは、別の病気で受診した患者さんが持っているので、医療機関側としても予測がしにくい面があります。

新型コロナで起きた院内感染も、別の疾患で診察を受けた患者さんがたまたま新型コロナウイルスに感染していたことが原因で発生した事例が多くありました。新型コロナは発症前にうつしやすいので、たとえば骨折で整形外科を受診した患者さんが感染していた場合、そこからの感染を防ぐのは容易ではありません。

医療機関では入口で検温するなどの対策を取っていますが、発熱などがなくても感染性が高いのが新型コロナの厄介なところです。基本的には、どの患者さんも新型コロナウイルスを持っている可能性があるという前提で、マスクや手洗いなどの標準的な予防策を徹底するしかありません。

消毒液の空間噴霧は危険、「空間除菌」も誇大広告

飛沫感染や空気感染をする感染症が流行すると、手に触れる家具などだけでなく、周囲の空気そのものを消毒したいという気持ちに駆られる人も出てくるでしょう。新型コロナが広がり始めると、次亜塩素酸水という、おもに食品の殺菌などに使われる液体を消毒液として噴霧する機器を飲食店、学校、美容院などに売り込む業者が登場しました。

人の集まる店舗は3密回避や換気などの対策を厳しく求められるので、「それはいい！」と飛びついた経営者も少なくありません。一時期は、次亜塩素酸水を浴びる謎の装置をくぐらないとお客さんが入店できない居酒屋チェーンまで登場しました。

しかし、これはまったくお勧めできません。そもそも消毒液の使用目的は、物の表面の消毒です。空気中に噴霧すれば、人が吸い込んでしまうおそれがあります。業者は「次亜塩素酸水は次亜塩素酸ナトリウムと違って安全」「食品にも使えるのだから吸い込んでも問題ない」などと宣伝していたようですが、これは大間違いです。

私の知り合いが美容院で勧められて買った次亜塩素酸水スプレーのチラシには、「ニキビやアトピーに」「口の除菌に」「目の除菌に」も希釈して使えるなどとおそろしいことが書いてありましたが、危険なので絶対にそんなことをしてはダメです。

これについては、厚生労働省も「『次亜塩素酸水』の空間噴霧について」という参考情報を

発表しています。そのなかの重要な部分を引用しておきましょう。

「次亜塩素酸水」の空間噴霧で、付着ウイルスや空気中の浮遊ウイルスを除去できるかは、メーカー等が工夫を凝らして試験をしていますが、国際的に評価方法は確立されていません。安全面については、メーカーにおいて一定の動物実験などが行われているようです。ただ、消毒効果を有する濃度の次亜塩素酸水を吸いこむことは、推奨できません。空間噴霧は無人の時間帯に行うなど、人が吸入しないような注意が必要です。なお、ウイルスを無毒化することを効能・効果として明示とする場合、医薬品・医薬部外品の承認が必要です。現時点で、「空間噴霧用の消毒薬」として承認が得られた次亜塩素酸水はありません。

さらに言っておくと、首からぶら下げるタイプなど「空間除菌」を謳った商品はすべて誇大広告なので騙されてはいけません。たとえば「身につけるだけで、空間のウイルスを除去」「身につけるだけで1平方メートルの空間を除菌」「携帯することで、オフィスや会議室などで除菌・消臭できます」「電車やバスのなか、各種施設のなかなどで、空間に浮遊するウイルス・菌・臭いを除去します」といった表示が、これまでに行政指導の対象となりました。

身につける系だけでなく、置いておく系の空間除菌グッズも、除菌効果は証明されていません。ましてや新型コロナウイルスに対する有効性は完全に不明です。そのようなものを「お守り」のように使うことで油断が生まれ、手洗いや3密回避などの対策がおろそかになることは絶対に避けなければいけません。

法律で定められた「定期接種」のワクチンとは

感染症予防の基本は「病原体を取り込まないようにする」ことですが、逆に、あえてその病原体を取り込むことで予防するのがワクチン接種です。人類はこれまでもワクチンという偉大な発明によって多くの感染症を減らしてきました。

さまざまなワクチンのなかでも、予防効果が確立され、安全性にも大きな問題がなく、さらに社会の公衆衛生上の役に立つと考えられるものについては、厚生労働省の指定によって誰もが受けるべき予防接種として、定期接種が行われています。法的には「努力義務」があるだけなので、接種しなくても罰せられることはありませんが、自分自身だけでなく、感染症の蔓延から社会を守ることにつながるので、やはり全員が受けるべきでしょう。

現在、定期接種されているのは、結核（BCG）、麻疹・風疹混合（MR）、ジフテリア・百日せき・破傷風・ポリオ（4種混合DPT／2種混合DT）、B型肝炎、Hib感染症、小児の肺炎球菌感染症、水痘、日本脳炎、ロタウイルスです。これらのワクチンは公費で受けられます。

ワクチンの定期接種は、基本的に子どもに対して行われます。理由は単純で、なるべく早いうちに免疫をつけたほうがいいからです。

高齢者を対象にした定期接種のワクチンもあります。季節性インフルエンザワクチンと成人用の肺炎球菌ワクチンです。肺炎球菌感染症は高齢者がかかると重症化リスクが高いので、65歳以上を接種対象としています。肺炎球菌は何十種類もあり、成人用の肺炎球菌ワクチンは23種類、子ども用の肺炎球菌ワクチンは13種類をカバーしています。

また、ワクチンの大半は子どものうちに打ったほうがいいとはいえ、大人になってから打っても意味がないということではありません。子どものときに接種し損なった人は、いくつになってからでも、打ったほうがよいでしょう。

子宮頸がんワクチンは接種を受けたほうがいいのか

薬には副作用があるのと同様、ワクチンには副反応があります。病気の人に投与する治療薬と違い、ワクチンは病気にかかる前の健康なうちに打つものなので、接種に抵抗感を抱く人もいます。たとえば近年では、子宮頸がんワクチンの接種をめぐって賛否が対立し、社会問題にもなりました。

国立がん研究センターと国立成育医療研究センターの報告によれば、0〜39歳のがん患者は

75パーセント以上が女性です。その大きな要因となっているのが、20〜39歳で（男性はかからない）子宮頸がんや乳がんが急増することです。この2つのがんのうち、子宮頸がんはワクチンで予防することができます。子宮頸がんの96パーセントが、性交渉によって感染するＨＰＶ（ヒトパピローマウイルス）によるものだからです。

ＨＰＶが発がんに関与するのは、子宮頸がんだけではありません。ＨＰＶには１００以上の遺伝子型がありますが、そのうちＨＰＶ16、18、31、33、52、58が、子宮頸がん、膣がん、外陰がん、肛門がん、陰茎がん、咽頭がんなどに関係します。

日本国内にあるＨＰＶワクチンは、ＨＰＶ16、18を防ぐ2価ワクチンと、それにＨＰＶ6、11を加えた4価ワクチンの2種類です。２０２０年には9価のＨＰＶワクチンも承認されました。これらのＨＰＶワクチンは、前がん病変という子宮頸がんの前段階を半減させることがわかっており、その効果は複数の国で確認されました。

専門家のなかには「ＨＰＶワクチンには子宮頸がんを減らすエビデンスはない」などとコメントする人がときどきいますが、これには説明が必要です。

患者に前がん病変が見つかった段階で、それが本格的ながんになるまで放っておくことは、倫理的に許されません。子宮頸がんは前がん病変の段階で治療が始まるので、ＨＰＶワクチンが直接的に子宮頸がんを減らすかどうかを証明するのは困難なのです。この背景を説明せずに

「エビデンスがない」と主張するのは、専門家として誠実な姿勢とは言えないと思います。

　しかも、そのような事情があるにもかかわらず、検診率が高く早期にＨＰＶワクチンを導入したオーストラリアでは、２１００年には子宮頸がんが１９９６年と比べて91パーセント、２００６年と比べて94パーセントも減らせることが推定されています。

　諸外国からはやや遅れましたが、日本でも２０１３年にＨＰＶワクチンの定期接種が始まりました。ところが、接種後に痛みや運動障害が長期に続くという報告が複数あり、一部メディアで「ＨＰＶワクチンの被害者」などと報道されたことから、開始からわずか２カ月後に「積極的接種勧奨の差し控え」となって今日にいたっています。

　それらの「被害」とＨＰＶワクチンとの因果関係は証明されていませんが、関連がないと証明できるだけの十分なデータもないのが実情です。積極的には推奨しなくなっただけなので、小学6年生〜高校1年生は定期接種として無料で接種を受けられます。ですが、残念ながら国内のＨＰＶワクチン接種率は1パーセント未満にすぎません。

　２０２０年10月には、大阪大学の研究グループが、厚生労働省がＨＰＶワクチンの接種推奨を控えていることによって、子宮頸がんの罹患者が1万７０００人増加し、死者も４０００人増加したという推計を発表しました。ＷＨＯは一貫してＨＰＶワクチンの安全性と有効性を支持しており、積極的勧奨を中止している日本に警告を発しています。慢性疼痛や運動障害に関するエビデンスも揃い始めているので、そろそろ積極的接種勧奨の再開を議論すべき時期なのではないでしょうか。

もちろん、ワクチンの副反応については徹底的に調べて、慎重に対応しなければいけません。世界各国で接種が始まった新型コロナウイルスワクチンも、通常は10年がかりで開発するところをおよそ1年に短縮しています。臨床試験の結果だけで明らかになっていない副反応も今後明らかになるかもしれません。また、安全性に問題はなくても、効果の持続性なども問題となるかもしれません。

しかし、感染症という人類共通の敵と戦う上で、ワクチンがきわめて頼りになる武器であることは間違いありません。さまざまな感染症に対するワクチン開発をどんどん進めて、安全性の高い有効なワクチンは積極的に使用すべきでしょう。

かなりの効果が期待できそうな新型コロナワクチン

新型コロナについても、大流行の打開策として世界中で期待されているワクチン接種が、各国で始まりました。

海外ではファイザー／ビオンテック社が開発したワクチン（BNT162b2）とモデルナ社のワクチン（mRNA-1273）が承認され、接種が開始された国が増えてきています。ワクチンには主に「不活化ワクチン」と「生ワクチン」の２種類があると前にお話ししましたが、これらはそれらとは異なる、ｍ（メッセンジャー）ＲＮＡワクチンという、新しい技術を用いたワクチンです。

今回のワクチンでは、ｍＲＮＡというタンパク質を生成するために使用する情報細胞を運ぶ設計図が、新型コロナウイルスのスパイク蛋白、つまりウイルス表面のトゲトゲした突起の部分を作る指示を伝える役割を果たしています。

ワクチンが接種されると、ｍＲＮＡは注射部位近くのマクロファージと呼ばれる細胞に取り込まれ、スパイク蛋白を作るように指示します。

その後、スパイク蛋白がマクロファージの表面に現れると、このスパイク蛋白に対する抗体が作られたりＴ細胞を介した免疫が誘導されたりすることで、新型コロナウイルスに対する免疫を持つことができます。

ワクチンのなかに生きたウイルスは入っておらず、また遺伝情報を体内に接種すると言っても、それによって人間の遺伝子の情報に変化が加わることもありません。

どちらのｍＲＮＡワクチンも、大規模なランダム化比較試験という信頼に足る臨床研究によって、プラセボ（偽薬）群と比較して90パーセント以上という効果が示されています。

ワクチンの予防効果90パーセントとは、「90パーセントの人には有効で、10パーセントの人

図表5-3　mRNAワクチンが効果を発揮する機序

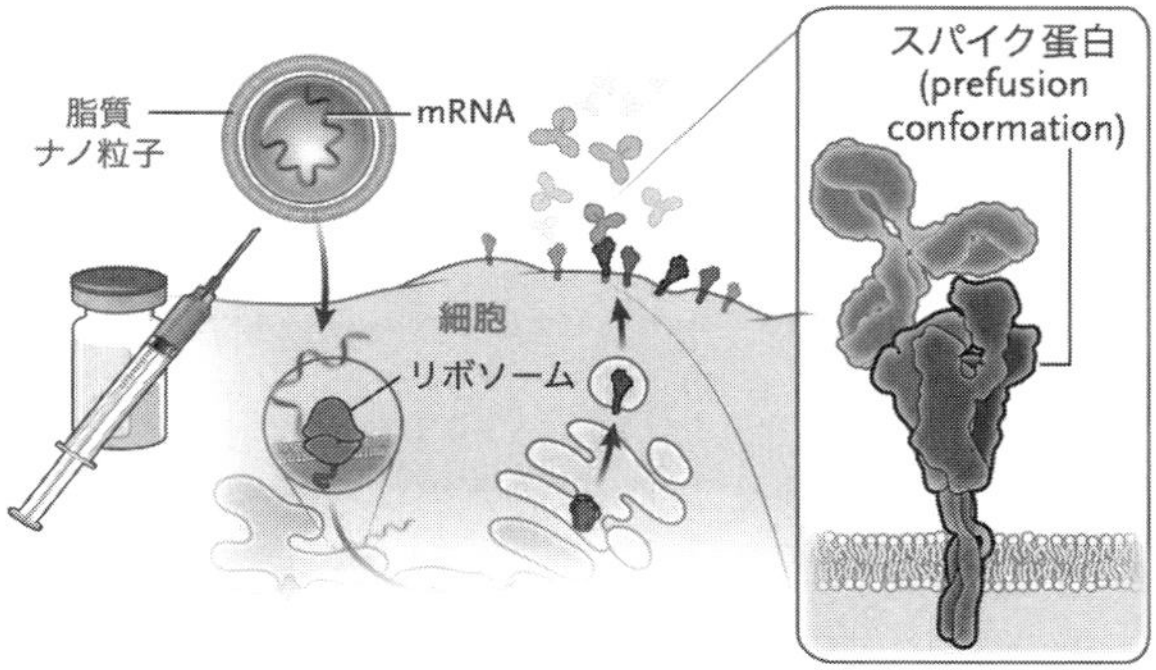

https://doi.org/10.1056/NEJMoa2034577（*7）より作成

には効かない」または「接種した人の90パーセントは罹らないが、10パーセントの人は罹る」という意味ではありません。

「ワクチンを接種しなかった人の発症率よりも接種した人の発症率のほうが90パーセント少なかった」という意味で、言い換えれば「発症リスクが、10分の1になる」ということです。

この「90パーセント以上の予防効果」というのは、他のワクチンと比べても、かなり大きいと言っていいでしょう。

たとえば、麻疹ワクチンは最も効果が高いワクチンの1つですが、予防効果は95パーセントと言われています。一方、インフルエンザのワクチンは、シーズンによっても異なりますが、一般的には50パーセント程度の予防効果です。

新型コロナウイルス感染症はウイルス性呼吸器

感染症であることから、一部では、新型コロナワクチンもインフルエンザワクチンの予防効果に近いのではないかという予想がされていました。ワクチンの承認をする機関である米国食品医薬品局（ＦＤＡ）は、予防効果50パーセント以上を承認の基準にしていました。つまり、これを大きく上回る予防効果が示されたことになります。

２０２１年1月11日の時点ですでに人口の２割がワクチンを1回接種したというイスラエルでは、接種から7日以内に感染が確認されたのが４４８４人、８日から14日以内が３１８６人だったのに対し、15日から22日経過した人では、感染者数は３５３人だったとのことなので、1回の接種でもある程度の効果は見込めるようです。

ワクチンの効果には、発症を防ぐ効果とは別に「重症化を防ぐ効果」も期待されます。発症を防ぐことはできなくても、ワクチンを接種することで重症化を防げるようになれば、それだけで非常に大きな価値があります。

インフルエンザワクチンも、接種してもインフルエンザに罹ることはありますが、重症化を防ぐ効果があるとされています。

今回の２つのワクチンでは、

・ファイザー／ビオンテック社……重症化した10名のうち1例がワクチン接種群、９例がプラセボ群

図表5-4　ファイザー／ビオンテック社、モデルナ社のmRNAワクチンの比較

	BNT162b2	mRNA-1273
開発企業	ファイザー／ビオンテック	モデルナ
ワクチンの種類	mRNAワクチン	
接種回数	2回	
接種スケジュール	0、21日	0、28日
接種方法	筋肉注射	
第3相試験参加者	43,000人	30,000人
小児の登録	16歳以上が参加	18歳以上が参加
高齢者の登録	56～85歳が40%以上	65歳以上が7000人
発症予防効果	95% (ワクチン群8名vsプラセボ群162名)	94.1% (ワクチン群11名vsプラセボ群185名)
重症化予防効果	あり ワクチン群1名vsプラセボ群9名	あり ワクチン群0名vsプラセボ群30名
ハイリスク層の効果	65歳以上のワクチン有効率 94.7%	重症化リスク群のワクチン有効率 90.9% 65歳以上のワクチン有効率 86.4%
副反応	局所の発赤:66～83% 重度:倦怠感(3.8%)、頭痛(2.0%)、ワクチン投与に関連した肩の損傷、右腋窩リンパ節腫腸、発作性心室性不整脈、右脚の麻痺(それぞれ1件)	局所の発赤:88.6% 全身反応(頭痛、倦怠感、関節痛、筋肉痛など):78.4% 重度:15.8%
温度管理	−70℃(最大半年間) 2～8℃(5日間)	−20℃(最大半年間) 2～8℃(30日間)

https://doi.org/ 10.1056/NEJMoa2035389、N Engl J Med 2020; 383:2603-2615(*8)を参考に著者作成

・モデルナ社……重症化した30名のうち0例がワクチン接種群、30例がプラセボ群となっており、重症化を防ぐ効果もとても大きいと言えます。

次に、「ワクチンを最も必要とする人に、ワクチンが十分な効果を発揮するのか」というのも重要なポイントです。

今回のワクチンを最も必要とする人とは、新型コロナに感染した際に重症化するリスクが高い、高齢者や基礎疾患を持つ方です。

ファイザー／ビオンテック社のワクチンは「65歳以上のワクチン有効率94・7パーセント」、モデルナ社のワクチンは「重症化リスク群のワクチン有効率90・9パーセント、65歳以上のワクチン有効率86・4パーセント」と発表されており、重症化リスクの高い人でも、かなり大きな効果が期待できそうです。

安全性に問題はないか

どちらのmRNAワクチンも、基本的には安全性に大きな問題はないと考えられます。

しかし、先ほどもお話ししたように、どんなワクチンであっても100パーセント安全なものはありません。

というかむしろ、軽微なものも含めると、ほとんどの人になんらかの副反応は起こるでしょう。

最も頻度が高い副反応は注射した部位の痛みです。どちらのワクチンも6〜9割くらいの人が痛みを訴え、特に接種後12〜24時間は痛みが顕著なようです。さらに、臨床研究に参加した人の約1パーセントが「重度」の痛みだったとのことなので、インフルエンザワクチンなどと比べても、かなり痛いワクチンだと思われます。

またワクチンを接種した部位はしばらく赤く腫れ、しこりができることがあります。だるさや頭痛も比較的一般的な副反応のようですが、高熱が出ることは多くはないようです。

これらの副反応は一般的に数日以内に消失し、解熱薬にも反応します。

一般的に、副反応は高齢者よりも若年者の方が多く、2回目の接種では1回目よりも多くの副反応が起こるようです。

こうした副反応は、具合の悪い高齢者の方には、ときに危険となることもあるようです。ノルウェーでは、衰弱した80歳以上の高齢者が、ワクチン接種後に発熱、嘔吐、下痢などの症状を訴えた後に亡くなられるという事例が増えていると言われています。衰弱した高齢者では、接種するかどうかを慎重に判断した方がよいかもしれません。

最も懸念される副反応はアレルギー反応、とくに、全身に症状が現れ、ときに命の危険を伴うこともあるアナフィラキシー反応です。

臨床研究では、ワクチン接種群がプラセボ群と比べて特にアレルギーが多いというわけではありませんでしたが、接種が始まったアメリカやイギリスでは、アナフィラキシーの事例が報告されています。

アナフィラキシーの原因と考えられているのは、両方のワクチンに含まれているポリエチレングリコール（PEG）と呼ばれる物質です。

アメリカ疾病予防管理センター（CDC）は、PEGやポリソルベートなどのPEG誘導体にアレルギーのある人はmRNAワクチンの接種を控えるよう推奨しています。

実際にアナフィラキシー反応がどれくらいの頻度で起こるのかについてですが、アメリカで190万人に1回目の接種をしたところ21人にアナフィラキシー反応が起こった、とのことです。およそ10万人に1人の計算です。

インフルエンザワクチンなど一般的なワクチンのアナフィラキシー反応の頻度は「100万人に1人」程度とされているので、それと比べると頻度は高いと言えるでしょう。

しかし、たとえばペニシリンという抗生物質では、5000人に1人くらいの頻度で重度のアレルギー反応が起こります。これと比べれば、決して頻度が高いわけではありません。

ペニシリンのアレルギー反応はよく知られていることからニュースにはなりませんが、新型コロナワクチンは世界中で注目されているため、どうしても目立ってしまいます。この点は、冷静にリスクを評価する必要があります。

なお、アナフィラキシー反応を起こした21人のうち17人は、サルファ剤や卵などなんらかのアレルギーがあり、うち7人が過去にアナフィラキシーを起こしたことがあったそうです。

また、アナフィラキシー反応は、71パーセントの人が接種後15分以内、86パーセントの人が接種後30分以内に出現しています。ワクチン接種後30分程度は、慎重に様子を見るようにしましょう。

この21人のアナフィラキシー反応を起こした方々は、皆さん退院されています。迅速に、適切に対応すれば、命に関わることはほとんどありません。

アレルギーをお持ちの方は、接種するかどうか医師と相談して決めるようにしましょう。

現時点では、ワクチンの副反応のすべてがわかっているわけではありません。特に長期間経過してから現れる副反応については、今後明らかになる可能性もあります。もっとも、前にも解説したその他の予防接種では、重篤な副反応は、投与後数日から数週間で起こるのが通常で、長期間経過してから現れる副反応は稀です。

ワクチンの効果はどのぐらい持続するのか

新型コロナワクチンの臨床研究は２０２０年の夏以降に実施されているものなので、どれくらい効果が持続するのかについては、まだ情報がありません。

モデルナ社のワクチンの第1相試験のデータからは、中和抗体が4カ月間持続していますが、実際の予防効果についてはわかりません。

今後、追加接種が必要なのか、いつ打つべきかについてもわかっていません。これらについては、今後明らかになってくるでしょう。

では新型コロナワクチンを接種すれば、周りの人にうつさなくなるのでしょうか。

これまでに報告されている臨床試験の結果では、発症を防ぐ効果は示されていますが、無症候性感染（症状がないけれど感染している状態）に関する情報については不足しています。

つまり、ワクチンを接種して防げるのは感染そのものではなく、症状が出ることを防げるだけで感染はしてしまうのではないか、という懸念は残っているわけです。

また、新型コロナウイルスに感染した人の最大40パーセント程度は無症候性感染者とされており、この無症候性感染者からも周囲の人に感染が広がることがあります。

したがって、ワクチンが無症候性感染をも防ぐことがはっきりとわかるまでは、マスクの着用、3密の回避、こまめな手洗いは継続する必要があります。

必ず接種しなければいけないのか

厚生労働省ではワクチンの優先接種対象者を協議し、医療従事者、高齢者、基礎疾患を有する方を優先することが既に決まっています。また、高齢者等が入所・居住する社会福祉施設などの職員も、高齢者に次ぐ接種順位とすることが協議されています。

ワクチン接種が優先される基礎疾患としては、

・慢性呼吸器疾患
・慢性心疾患
・慢性腎疾患
・慢性肝疾患
・神経疾患、神経筋疾患
・血液疾患
・糖尿病
・疾患や治療に伴う免疫抑制状態（悪性腫瘍、関節リウマチ・膠原病、肥満を含む内分泌疾患、消化器疾患、ＨＩＶ感染症など）
・小児科領域の慢性疾患

が検討されています。

ファイザー／ビオンテック社のｍＲＮＡワクチンは、２０２０年12月18日に承認申請が出されました。

2月中旬には承認され、優先接種対象者については、2月下旬からワクチン接種が開始されます。

モデルナ社のmRNAワクチンについては1月下旬から国内治験が始まっており、承認申請はもう少し先になりそうです。

国はワクチン接種を「推奨」しますが、「義務」ではありません。必ず接種をしなければならないわけではありません。

また、現時点では、小児に対するワクチン接種は世界的に推奨されていません。ファイザー／ビオンテック社のワクチンは16歳以上、モデルナ社のワクチンは18歳以上の患者を対象に臨床研究が行われており、国内での承認もまずはこの年齢層が対象になると考えられます。

ワクチンを接種するかどうかは、個人個人の判断に委ねられています。

ご自身の年齢や基礎疾患から、接種によるメリットとデメリットを天秤にかけ、メリットが上回ると判断したときに接種するようにしましょう。

ちなみに私は、医療従事者で、重症化リスクの高い「男性・高血圧・肥満」の三冠王なので、たとえ泣くほど痛くても打つつもりです。

インフルエンザ流行期の新型コロナ対策とは

今回のコロナ禍でわかったとおり、感染症の流行は私たちの生活に大きな影響を与えます。それが同時期に２つ重なれば、なおさら厄介なことになります。今回も、例年どおりに季節性インフルエンザが流行すれば、新型コロナとの「ダブルパンチ」になることが危惧されました。

いまのところ新型コロナの季節性の流行は確認されていません。かぜの原因であるヒトコロナウイルスと同じく、通年で感染するものと考えられます。しかし、気温や湿度と新型コロナウイルスの関係を調べたところ、暑くて湿度の高い環境より、寒くて湿度が低い環境のほうが伝播しやすいという報告もあります。だとすれば、やはり冬に流行る季節性インフルエンザと同時流行する可能性は高いわけです。

インフルエンザと新型コロナはどちらも呼吸器感染症ということもあり、発熱、頭痛、筋肉痛、咳などの症状はよく似ています。息切れ、嗅覚・味覚障害などは新型コロナに特徴的な症状ですが、必ず見られるわけではありません。そのため、症状だけでインフルエンザと新型コロナを区別するのは難しいことが多いでしょう。

しかし、インフルエンザは致命率が０・０１〜０・１パーセント程度と低いのに対して、新型コロナは約２パーセントが亡くなります。その違いだけ考えても、この２つの感染症を同等に扱うことはできません。

図表5-5　新型コロナウイルス感染症、かぜ、インフルエンザの症状の違い

（◎：頻度高い、○：よくある、△：ときどきある、×：稀）

症状	新型コロナ 軽症〜重症まで 幅広い 季節性は不明	かぜ 緩徐に発症 年中みられる だらだら続く	インフルエンザ 突然の発症 冬に多い 通常5〜7日で軽快
発熱	平熱〜高熱	平熱〜微熱	高熱
咳	◎	◎	◎
咽頭痛	○	◎	◎
息切れ	○	×	×
だるさ	○	○	◎
関節痛 筋肉痛	○	×	◎
頭痛	○	◎	◎
鼻水	△	◎	○
下痢	△	×	○ 特に小児で多い
くしゃみ	×	◎	×

オーストラリア政府啓発資料より

また、治療にはどちらも抗ウイルス薬が使用されることがありますが、インフルエンザはオセルタミビル（タミフル）などが有効なのに対して、新型コロナはレムデシビルが有効だと見られています。さらに、新型コロナには有効なステロイド薬は、インフルエンザ患者に使用すると逆に重症化するおそれがあります。したがって、新型コロナとインフルエンザはしっかりと区別して診断しなければなりません。

これまでは、症状や流行状況などから判断して、検査をせずにインフルエンザと診断することもよくありました。前にお話ししたとおり、インフルエンザの抗原を検出する迅速診断キットは感度の点で問題があり、私自身、検査なしでインフルエンザと診断することもありました。しかし「ウィズ・コロナ」のインフルエンザ診断は、しっかりと区別するために抗原検査の実施が必要になるでしょう。

通常、インフルエンザの抗原検査は鼻咽頭拭い液を採取して行いますが、新型コロナの可能性がある場合、医療従事者は個人防護具などの感染対策をしなければなりません。それによって、医療現場の負担も大きくなります。

インフルエンザのワクチンは、「ウィズ・コロナ」の状況でも接種を受けたほうがよいでしょう。インフルエンザの流行や重症化を抑えることが期待されるのはもちろん、そのワクチン接種が新型コロナにもよい影響をもたらすかもしれません。

図表5-6　インフルエンザと新型コロナウイルス感染症の違い

	インフルエンザ	新型コロナ
感染経路	飛沫	飛沫 （接触、エアロゾル感染も）
基本再生産数	1.4〜4	2〜3.5
感染性のピーク	発症後	発症前後
潜伏期間	1〜4日（中央値2日）	1〜14日（中央値5日）
重症化リスク因子	65歳以上の高齢者、2歳未満の小児、免疫不全者、妊婦、肥満、慢性呼吸器疾患、慢性腎疾患など	高齢者、男性、肥満、高血圧、慢性呼吸器疾患、心疾患、2型糖尿病、がん、慢性腎疾患など
致命率	0.01〜0.1%	2.1%
症状の持続期間	3〜7日	2〜3週
ワクチン	承認済み	2021年2月承認
診断	抗原検査	PCR検査、抗原検査、抗体検査
抗ウイルス薬	オセルタミビル（タミフル）、バロキサビル マルボキシル（ゾフルーザ）など	レムデシビル（ベクルリー）

https://doi.org/10.1001/jama.2020.14661（*9）を参考に著者作成

いずれも査読前の論文なので評価は不確定ですが、米国では「65歳以上の高齢者では、インフルエンザワクチン接種をしていたほうが、新型コロナによる死亡も減る」という研究があります。ブラジルでも「インフルエンザ予防接種を受けた人はそうでない人よりも新型コロナによる重症化リスクと死亡リスクが減った（死亡率は17パーセント減）」という研究があります。もしかしたら、インフルエンザワクチンに免疫そのものを強化する作用があるのかもしれません。

その一方で、「ウィズ・コロナ」の時代は、インフルエンザが従来のようには流行しないという可能性も指摘されています。インフルエンザも新型コロナも感染経路はほとんど同じなので、手洗いや3密回避などの新型コロナ予防策は、インフルエンザ対策にもなります。

実際、２０１９～２０２０年のシーズンは、インフルエンザの症例が明らかに例年より減りました。その後、２０２０年７～８月にインフルエンザの流行シーズンを迎えた南半球の国々でも、インフルエンザの症例数は驚くほど少なかったようです。日本でも、２０２１年１月時点で、インフルエンザはほとんど流行しておらず、コロナとの同時流行には至っていません。これはひとつには、私たちの日々のコロナ予防策が効果を挙げているものと考えられます。

いずれにしろ、「ウィズ・コロナ」かどうかにかかわらず、冬場にやるべきことはこれまでとあまり変わりません。できるかぎりの感染対策をすることが、インフルエンザと新型コロナの両方を減らすことにつながります。

自然災害時にはどんな感染症が発生しやすいか

地震、台風、集中豪雨など、日本では毎年どこかで誰かが避難所生活を強いられるような自然災害が発生します。それだけでも不安なところに、いまはコロナ禍も重なりました。家から避難して大勢が一カ所に集まる災害対策と、なるべく外出せずに家で過ごす感染症対策には、相容れない面があります。

実際、災害時の避難所では何らかの感染症が流行することがめずらしくありません。たとえば東日本大震災のときは、避難所でノロウイルス感染症やインフルエンザが流行しました。そのため日本感染症学会は、避難所における感染対策マニュアルを策定しています。そこで挙げられている「感染予防のための8カ条」を紹介しておきましょう。

①食事は可能な限り加熱したものをとるようにしましょう。
②安心して飲める水だけを飲用とし、きれいなコップで飲みましょう。
③ごはんの前、トイレの後には手を洗いましょう（水やアルコール手指消毒薬で洗ってください）。
④おむつは所定の場所に捨てて、よく手を洗いましょう。
⑤咳が出るときには、周りに飛ばさないようにクチを手でおおいましょう（マスクがあるときはマスクをつけてください）。
⑥熱っぽい、のどが痛い、咳、けが、嘔吐、下痢などがあるとき、特にまわりに同じような症状が増えているときには、医師や看護師、代表の方に相談してください。
⑦熱や咳が出ている人、介護する人はなるべくマスクをしてください。

図表5-7　災害後に問題となる感染症と発生時期

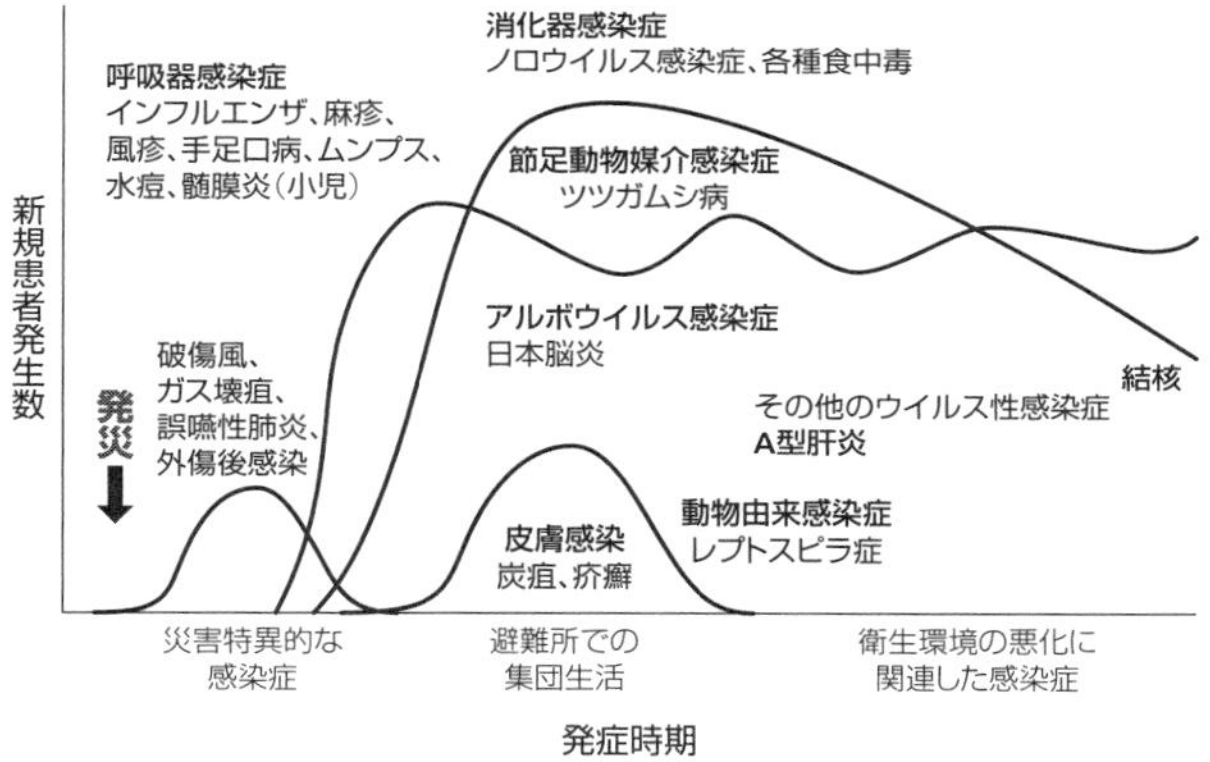

日本環境感染学会「大規模自然災害の被災地における
感染制御マネージメントの手引き」より

⑧次の症状がある場合には、早めに医療機関での治療が必要かもしれません。医師や看護師、代表の方に相談してください。

・咳がひどいとき、黄色い痰が多くなっている場合
・息苦しい場合、呼吸が荒い場合
・ぐったりしている、顔色が悪い場合

人が密集する避難所は、新型コロナが流行しやすい環境です。とはいえ、災害の危険が迫っていれば、避難しないわけにはいきません。避難所では定期的に換気を行い、お互いの距離をなるべく広く取って、大声での会話などを控えましょう。パーテーションやテントなどによって明確にスペースを区切ることができれば理想的です。

また、自然災害時に感染症が発生しやすいのは、避難所だけではありません。２０１８年７月の豪雨の後は、岡山県でレジオネラ肺炎の報告が増えました。レジオネラ菌で汚染された雨水を誤飲したり、粉塵（土埃）と共にレジオネラ菌を吸引したりすることによって起こるもので、重症化するおそれもある肺炎です。

２００４年の愛媛県、２００５年の宮崎県、２０１１年の三重県では、いずれも台風とそれに伴う洪水の後、レプトスピラ症患者が発生しました。発熱、眼球結膜充血、全身の筋肉痛などを特徴とする感染症です。災害が起こると、ふだんは身近に存在しない病原体が出現する可能性があるので、避難所にいなくても「感染予防のための８カ条」を励行してください。

海外旅行先での感染はどう防ぐか

新型コロナウイルスもそうだったように、感染症の病原体はしばしば海外から国内に持ち込まれてしまいます。旅行中に感染症にかかるとせっかくの楽しい時間が台無しになるのに加えて、病原体を「輸入」してしまうことにもなりかねません。

いまは新型コロナの影響で海外渡航の機会は少ないでしょうが、外国で流行している感染症のなかにはワクチンで予防できるものがいくつかあるので、旅行前にはなるべくワクチンを接種しておきましょう。

たとえば熱帯・亜熱帯地域への旅行者が罹患しやすい感染症に、Ａ型肝炎があります。これは、海外渡航に関連する感染症のなかでもっとも効率よくワクチンで予防できるもののひとつです。

また、渡航地域によっては黄熱ワクチンを接種しないと入国できないこともあります。とくに南米やアフリカに渡航する人は早めに確認したほうがよいでしょう。

そのほか、渡航地域によって、狂犬病、腸チフス、ダニ脳炎、Ｂ型肝炎、髄膜炎菌感染症、日本脳炎、ポリオなどの接種が推奨されることがあるので、近くのトラベルクリニックや感染症科のある医療機関に問い合わせましょう。

マラリアも、とくにアフリカに渡航する人は要注意です。前にもお話ししたように、ワクチンはないものの、抗マラリア薬を飲むことで予防が可能です。現在も年間２億２０００万人もの感染者を出しており、命にかかわることもある危険な感染症なので、しっかりと予防対策を行いましょう。マラリアの予防薬は２種類（マラリア予防薬として承認されていないものを含めれば３種類）あるので、渡航期間、予算、持病などに合わせて選んでください。

麻疹、風疹、おたふくかぜ、水ぼうそうも、海外からの持ち込みがきっかけで国内で流行することがあります。海外渡航前には、２回のワクチン接種ができているか確認しておきましょう。接種したかどうかは、自分の母子手帳で確認できます。ジフテリア・百日せき・破傷風・

ポリオの４種混合ワクチンも、最後の接種から10年以上経っていれば、接種を検討してください。

事前にワクチンや薬で予防するだけでなく、現地での旅行中にも気をつけるべきことがいくつかあります。

まず、何よりも注意が必要なのは食事です。旅行者がもっともかかりやすい感染症が、「旅行者下痢症」と呼ばれる感染性胃腸炎です。感染してから発症するまでの潜伏期が短いので、旅行中に体調を崩してしまうことも多いでしょう。

サラダやカットフルーツなど、火が通っていない食べ物は病原体に汚染されていることがあり、とくに途上国では危険です。殺菌されていない乳製品、水道水や氷なども要注意です。屋台に並ぶ食べ物も旅行者にとっては魅力的ですが、衛生面で問題があることは少なくありません。

食事以外では、蚊やダニなどの虫刺され対策も大事です。すでに説明したとおり、蚊やダニを介して感染する病原体はいろいろあります。長袖・長ズボンなどで肌の露出をできるだけ避け、露出した部分には虫除けを塗布するようにしましょう。虫除けはディートまたはイカリジンという成分を含むものが望ましいとされています。

海外渡航中に下痢などの感染症になったときは、現地で市販されている抗菌薬を買って飲んではいけません。現地で食べ物などから体内に入った病原体のうち、抗菌薬の効かない耐性菌だけが生き残って腸内で増殖し、それを日本に持ち帰ってしまうリスクが高いとされているからです。

日本で処方された抗菌薬も同様で、これを海外で飲むと、耐性菌を日本に持ち帰ることになってしまうかもしれません。

ですから、軽い下痢ぐらいなら2〜3日で自然治癒することも多いので、整腸剤を飲んで様子を見ましょう。重症の場合は現地の医療機関を受診してください。医師の指示がある抗菌剤であれば、飲んでも大丈夫です。

さらに、海外渡航者は帰国後にも気をつけてほしいことがあります。帰国後に発熱、下痢、発疹などの症状が出たら病院を受診するのは当然ですが、その際、医師に必ず海外渡航したことを伝えてください。海外で感染した病気は日本国内で見られないものもあるので、診断にはその情報が必要なのです。

第6章

社会問題としての新型コロナ

「指定感染症」とは何か

ここまでは、おもに医学的な見地から、新型コロナを含めた感染症全般の性質、予防や治療の方法などについてお話ししてきました。いわば「健康問題」としての感染症について語ってきたわけですが、その一方で、感染症は「社会問題」でもあります。ここからは、新型コロナが私たちの社会に与えた影響や、社会として取るべき対策などについてお話ししていくことにしましょう。

日本には、「感染症法」という法律があります（正式には「感染症の予防及び感染症の患者に対する医療に関する法律」と言います）。日本政府はこの法律に基づいて、新型コロナウイルス感染症を「指定感染症」に指定し、２０２０年２月１日からそれを施行しました。公式には、そこから新型コロナと日本社会の関係が始まったとも言えます。これによって、この新しい感染症を日本社会としてどう扱うのかという法的な枠組みが決まったわけです。

感染症法では、感染症を症状の重さや感染力の強さによって一～五類に分類しています。そのいずれかに分類された感染症は、診断されれば管轄の保健所に届け出なければなりません。それによって国が全体の発生数の把握をし、必要に応じて対策を講じることができます。

総合的な観点から危険性がきわめて高いとされるのが、一類感染症です。エボラ出血熱、ペ

図表6-1　感染症法に指定されている感染症

一類感染症（7）	二類感染症（7）	三類感染症（5）	四類感染症（44）
ウイルス性出血熱	結核	コレラ	デング熱
エボラウイルス病	MERS	腸チフス	ジカ熱
ラッサ熱	SARS	パラチフス	狂犬病
CCHF	鳥インフルエンザ（H5N1/H7N9）	細菌性赤痢	ニパウイルス感染症
マールブルグ病	ポリオ	出血性大腸菌	など
南米出血熱	ジフテリア		
ペスト			
天然痘			

五類感染症（24）
アメーバ赤痢
後天性免疫不全症候群
麻疹　風疹　など

著者作成

スト、ラッサ熱などがここに入ります。

　次に危険性が高いとされる二類感染症は、結核、ジフテリア、ＳＡＲＳ、ＭＥＲＳ、鳥インフルエンザ（Ｈ５Ｎ１、Ｈ７Ｎ９）などです。一類感染症と二類感染症については、感染の拡大を防ぐために都道府県知事が必要と判断した際には、入院措置を取ることができます。

　三類感染症は、危険性は高くないものの、特定の職業に就業することにより集団発生を起こす可能性があるとされるものです。コレラ、細菌性赤痢、腸チフスなどが入っています。

　四類感染症は、ヒトからヒトへの感染はほとんどないが、動物や飲食物などを介してヒトに感染し、国民の健康に影響を与えるおそれのあるものです。ここに入るのは、Ａ型肝炎、エキノコックス症、狂犬病、デング熱、日本脳炎、ライム病、マラリアなどです。

最後の五類感染症は、国が感染症発生動向調査を行い、その結果に基づき必要な情報を国民や医療関係者などに提供・公開していくことによって、発生・拡大を防止すべき感染症です。梅毒、破傷風、水痘（水ぼうそう）、手足口病など、多くの感染症がここに分類されています。

では今回の新型コロナウイルス感染症はどの「類」に入ったのかというと、実はまだどこにも入っていません。「指定感染症」と聞くと、一類から五類のいずれかに「指定」されたような印象を受けますが、これはそれとは別の分類です。

感染症法では、一～五類のほかに「新型インフルエンザ等感染症」「指定感染症」「新感染症」という分類が設けられています。

指定感染症は「一～三類および新型インフルエンザ等感染症に分類されない既知の感染症のなかで、一～三類に準じた対応の必要が生じた感染症」を、原則として1年限定で指定することになっています（1年の延長も可能）。新しい感染症はまだ実態がよくわからないのですぐに分類はせず、とりあえず柔軟に対応できるように「指定感染症」という枠組みを用意したのでしょう。

たとえば２０１５年に韓国で流行したＭＥＲＳも、最初は指定感染症でした。それが、1年の指定期間を終えた後で、二類感染症に分類されたわけです。新型コロナも「二類相当」の指定感染症とされていますが、この後ＭＥＲＳのように二類に分類されるかはまだわかりません。

指定感染症になることのメリットとしては、まず、患者に対する入院措置を取れるようになることが挙げられます。法的な強制力をもって隔離措置を取ることができるので、感染性が強いと思われる患者からの伝播を防ぐことができます。また、指定感染症の入院費は公費負担となるので、患者は入院費を払う必要がありません。「お金がないので入院はしたくない」と患者に拒否されることもなくなります。

また、指定感染症は診断した際に届け出が義務づけられるので、発生動向の調査がしやすくなります。正確な全数把握ができれば、有効な対策も立てやすいでしょう。加えて、患者と濃厚接触をした人の追跡調査も確実に行えるようになります。

新型コロナ受け入れの医療体制はどう変わってきたか

一類感染症と二類感染症とでは、診療できる病院が違います。一類感染症を診ることができるのは、特定感染症指定医療機関（日本国内で4施設）と第一種感染症指定医療機関（55施設）だけです。ちなみに特定感染症指定医療機関は、「未知の病原体による感染症」と認定された新感染症も診察可能です。私が勤務する病院はこれに該当します。二類感染症は、第二種感染症指定医療機関（３４８施設）でも診ることができます。

新型コロナは「二類相当」の指定感染症なので第二種感染症指定医療機関まで診察ができるわけですが、感染が拡大したことで、感染症指定医療機関だけでは対応できなくなりました。そのため現在は、厚生労働省の指示によって、それ以外の病院でも診察できるようになっています。

一般の病院としては、積極的に手を挙げて新型コロナ患者を受け入れたくはなかったでしょう。ふつうの感染症と違って個人防護具を着用するなど手間やコストがかかりますし、スタッフの感染も心配です。風評被害によって、一般の患者さんの足が遠のいてしまうかもしれません。

しかし私たちのような感染症指定医療機関としては、新型コロナを受け入れてくれる病院が増えたのは大いに助かりました。感染症指定医療機関だけで対応していた第1波の初期は、いわゆる「医療崩壊」に近い状態だったからです。

医療崩壊とは、機器の台数やスタッフの人数など医療機関のキャパシティを超える大量の患者さんが発生し、医療サービスが提供できなくなることです。たとえば人工呼吸管理が必要な重症者を10人しか診られない病院に20人も30人も重症者が運び込まれると、対応できません。

特定の病院にだけ大きな負荷がかかっていた時期、私たちの病院も、医療事故などは起きなかったものの、スタッフが疲労困憊してしまい、ちょっと危険な状態でした。

感染症指定医療機関以外の病院でも新型コロナを診られるようになったのに加えて、入院要件の見直しも、医療の負担を軽減するのに有効だったと思います。すべての感染者を隔離のために入院させていたら、やがて病床不足に陥っていたでしょう。また、たとえ軽症者であっても、入院患者には配膳や着替えなど身の回りのケア、毎日の診察、退院の調整などの業務が発生するので病院の負担になります。

患者の側も、重症化リスクの低い軽症者の場合、無理やり隔離のために入院させられているという意識が強まると、ストレスが溜まるのでしょう。そのせいで、医療従事者に対して攻撃的な態度を取ったり、病院内のルールを無視した横暴な行動に出たりすることもありました。それもスタッフを疲弊させる要因のひとつになったと思います。

しかし2020年3月1日の時点で、流行が拡大した場合には重症化リスクの低い患者は必ずしも入院とせず、自宅療養も考慮してよいという通知が出ました。さらに4月2日には、都道府県の用意したホテル等の施設での療養も可能になりました。これを受けて、東京都などは新型コロナ患者用のホテルを準備し、軽症者にはそこでの療養を勧めることで、医療機関の負担軽減を図りました。

そして10月14日には自宅療養の項でも述べたように、無症状・軽症の新型コロナ患者は入院勧告・措置の対象ではなくなるという見直しが行われました。

その一方で、自宅療養をしていた新型コロナ患者が亡くなってしまう事例も起きています。重症化リスクがありながら入院先が見つかるまで自宅待機となっていたケースや、最初は軽症だったのに発症から1週間以上経過したところで容体が急変するといったケースです。

基礎疾患のない若者でも重症化する可能性はゼロではありません。ホテルや自宅での療養中も経過観察をしっかりと行い、必要なときには迅速に医療機関に搬送できる体制を確保しなければいけません。

欧米ではほかの疾患にも深刻な影響が

コロナ禍によって医療がさまざまな形でプレッシャーを受ければ、当然、ほかの疾患にも影響が及びます。たとえば日本国内では、新型コロナの流行に伴って、医療機関の受診者数が減少したとの報告がありました。病院で新型コロナに感染するのではないかとの不安から患者さんが受診を控えていること、院内感染を避けるために緊急ではない手術が延期されたこと、新型コロナ以外の疾患に向けるキャパシティが医療機関に不足していることなどが原因だと考えられます。

日本よりも新型コロナ感染者の多い欧米諸国では、ほかの疾患への影響がより深刻な問題となりました。たとえば米国では、退役軍人病院の全入院患者数および脳梗塞、心筋梗塞、心不全、COPD（慢性閉塞性肺疾患）、虫垂炎、肺炎、新型コロナウイルス感染症の入院患者数を2019年の同時期と比較したところ、新型コロナウイルス感染症以外の疾患の入院患者数が明らかに減ったと報告されています。心筋梗塞を発症しても新型コロナウイルス感染を心配して受診をためらったり、病院側がそれに対応できなくなったりしているのだとすれば、大変な問題でしょう。

イタリアでは、院外心停止（医療機関の外で心臓が止まること）の患者が増えたと報告されました。そこには、受診を控えたために心停止にいたった新型コロナ以外の患者も含まれていると考えられます。

さらに問題なのは、院外心停止に対して、市民による心肺蘇生が行われる割合が、2020年は2019年より15・6パーセントも下がったことです。これも、心停止した人から新型コロナに感染することをおそれた結果でしょう（ちなみに近年は、口から口への人工呼吸をしなくても心臓マッサージだけで予後を改善できることがわかっています）。

心筋梗塞や心停止などの急性期疾患だけでなく、新型コロナは慢性疾患にも影響を与えています。米国では過去と比較して、乳がん、大腸がん、肺がん、膵がん、胃がんと診断される患者数が減りました。減ったからといって、喜ぶわけにはいきません。新型コロナが流行したからといって、がんの進行が止まるわけではないので、これは診断されていないがん患者が増えていることを意味しています。診断が遅れれば、治療も手遅れになるケースが増えるでしょう。ある研究では、新型コロナの影響で、米国ではがん死亡者が3万人以上も増える可能性があると示唆されています。

一方、ロンドンの大学病院では、新型コロナの流行後に死産の発生率が増えたと報告されました。これも、妊婦が新型コロナに感染していたからではなく、病院で感染したくない妊婦が受診を回避したことや、医療機関側の負荷が増加して超音波検査やスクリーニング検査の体制が不足したことなどによるものだと考えられます。そのほか、イタリアでは小児救急外来を受診する患者数の減少も報告されているので、小児医療への影響も少なからずあるでしょう。

その反面、新型コロナ流行前よりも減った疾患もあります。新型コロナ対策が徹底されたことで、同じような感染経路を持つ感染症が減っているのです。

飛沫感染するものとしては、インフルエンザのほか、マイコプラズマ肺炎、RSウイルス感染症、A群溶連菌性咽頭炎などが軒並み激減しました。空気感染する麻疹と水ぼうそう、飛沫感染する風疹とおたふくかぜも、前年の同時期より大幅に感染者が減っています。

ノロウイルスやロタウイルスなど、接触感染する感染性胃腸炎も、例年と比較して報告数が激減しています。新型コロナの影響で外食が減ったせいか、食事を介して感染する腸管出血性大腸菌感染症も、減少したことがわかりました。さらに、海外渡航がほとんどできなくなったせいで、輸入感染症も激減しています。

「全員にPCR検査」にはどんな問題があるか

感染が拡大するにつれて、社会として新型コロナにどう対応するかという問題について、世間ではさまざまな議論が起きました。そのなかでもいちばん激しい対立が見られたのは、PCR検査のやり方に関する議論です。

テレビやSNSなどで、識者（とされる人たち）同士が「もっと検査数を増やすべきだ」「いや、そんなにやっても意味がない」といった論争をするのを見ながら、どちらが正しいのかわからず混乱した人も多いのではないかと思います。

そうした議論のなかには極端に偏った意見も見られました。PCR検査の意義を正しく理解するために、まずは正しい知識を身につけましょう。

前にもお話ししたように、そもそもPCR検査とは、ウイルスそのものではなく、ウイルスの遺伝子を検出する検査です。遺伝子が少数でも検出できるので、いくつかある感染症の検査方法のなかでも、検出力が高いとされています。新型コロナウイルスだけに使われるわけではなく、たとえば肺結核の診断ほか、さまざまな微生物の検査に用いられています。

ただし、100パーセント信頼できる完璧な検査方法というものは、この世に存在しません。

たとえばＨＩＶのスクリーニング検査で陽性の判定が出ても、実際はＨＩＶに感染していないことがあります（これを「偽陽性」と言います）。逆に、本当は肺結核なのに結核菌の検査で陽性にならないこともあります（これを「偽陰性」と言います）。

私自身、関西の病院で働いていたときに、こんなことがありました。小学生の女の子が虫垂炎の手術を受けるにあたって、術前のルーチン検査として感染症のスクリーニング検査を行ったところ、ＨＩＶ抗体が陽性という結果が出たのです。それまでに性交渉の経験はなく、母子感染の可能性もきわめて低いと考えられました。しかし手術室の責任者は「ＨＩＶ感染症の患者は手術できない」と主張し、その女の子は別の病院に転送ということになったのです。

転院先の大学病院で確認検査を行ったところ、ＨＩＶは陰性でした。つまり最初の検査結果は「偽陽性」だったのです。

たとえＨＩＶ感染者だったとしても、「手術をしない」というのは適切な判断ではなかったのですが、この事例では、検査を正しく使えていないことが最大の問題でした。性交渉経験のない小学生という時点で、ＨＩＶ感染症の可能性はきわめて低いはずです。それなのに、「とりあえず検査」をしてしまうと、偽陽性の結果が出て患者さんにデメリットが生じるおそれがあります。検査に１００パーセントの信頼性がない以上、「とりあえず検査」すればよいというものではありません。

同じようなことは、当然、新型コロナのＰＣＲ検査でも起こり得ます。検査には、「感度」と「特異度」という指標があります。どちらも正しい結果が出る度合いのことですが、感度とは「その疾患を持つ人が検査を行った場合に陽性となる頻度」のことです。一方の特異度とは「その疾患を持たない人が検査を行った場合に陰性となる頻度」のことです。感度が低いほど偽陰性が増え、特異度が低いほど偽陽性が増えます。

新型コロナに対するＰＣＲ検査の感度は、感染してどれくらい経過しているのかにもよりますが、おおむね70パーセント程度とされます。だとすると、新型コロナの感染者のおよそ30パーセントは、ＰＣＲ検査で陰性と出てしまうわけです。

実際、最初の検査が陰性でも、疑わしいので2回、3回と検査をしたところで陽性と判明することが少なくありません。また、ＰＣＲ検査が陰性であったため隔離を解除した症例から、新型コロナが広がってしまったという事例も報告されています。

特異度のほうは数値としての評価が定まっていませんが、海外でも偽陽性の事例が報告されていますし、私も実際の診療でときどき経験します。たとえば「全員にＰＣＲ検査」という極端な方法を取ると、偽陽性の事例が出てきます。こうした事態を避けるには、検査をする前に「この患者さんがどれくらいその疾患らしいか」を評価しなければいけません。これを「検査前確率」と言います。

検査で陽性になる可能性がほとんどない人たちを検査することは、検査診断学上の意味があまりありません。まったく新型コロナウイルス感染症らしくない人たち——症状もなければ、感染者との濃厚接触もない人たち——を大量にＰＣＲ検査にかければ、本当は感染していないのに陽性と判定されてしまう偽陽性を出すことになります。ＰＣＲ検査ではありませんが、より特異度の低い新型コロナの抗原検査では実際にこうした事例が多発しています。

ではどのような人たちを検査すればよいのかと言えば、まずは「新型コロナが疑われる症状（熱、咳、嗅覚異常など）がある人」です。そして、「新型コロナと確定された患者と濃厚接触した人」も検査前確率が高いと言えます。さらに欧米などの「新型コロナ流行地域から帰国した人」も感染リスクが高いため、検疫所での検査が行われています。

当然ながら、個々人が「新型コロナウイルス」に感染する確率は流行状況に左右されます。したがって、新型コロナが流行して感染者が多いときには、検査対象者を増やして十分な検査数を確保する必要があります。

ＰＣＲ検査の「検査陽性率」とは何か

ＰＣＲ検査の結果については、日々の「陽性者数」に加えて「陽性率」という数字も発表されています。これはどのように読み取ればよいのでしょうか。

検査陽性率とは、１日あたりの陽性者数を１日あたりのＰＣＲ検査数で割ったものです。１００人を検査して陽性者が１人なら、陽性率は１パーセントです。仮に「東京都の本日の新型コロナ陽性率は10パーセント」と発表されても、都民の10人に１人が新型コロナに感染したという意味ではありません。検査前確率がそれなりに高い（症状がある、感染者と濃厚接触をしたなど）人にだけＰＣＲ検査を行い、そのなかの10人に１人が陽性だったということです。陽性率は、検査が足りているかどうかの判断指標のひとつとなります。

たとえば第１波の２０２０年４月14日、東京都の新規感染者数は１４１人、陽性率は31・６パーセントという驚異的な数値でした。他方、第２波の７月14日は、新規感染者数は１４３人とほぼ同じくらいでしたが、陽性率は５・８パーセントでした。

第１波の32パーセントという数値は「３人に検査すれば１人陽性」という状況であり、（同じ検査前確率の集団に対してという仮定のもとで）もう１００件検査すればさらに32人の感染者が見つかります。

他方、第２波の６パーセントという数値は「17人に検査すれば１人陽性」という状況であり、もう１００件検査しても新たに陽性となるのは６人です。

つまり、第１波では検査数が追いついておらず、実際の感染者のうち診断できていたのはごく一部であったのに対し、第２波ではもう少し実際の感染者の全体像を捉えられていた、そして流行状況としては第1波のときのほうがまずい状況にあったということがわかります。

このように陽性率は、高ければ高いほど見逃している症例が多く、低ければ低いほど捕捉率が高いということになります。

とはいえ、もし全員検査を実行したとすると、ほとんど感染の疑いのない人たちを大量に対象にするので、見かけ上の検査陽性率は下がるでしょう。しかし、だからといって、流行が抑制できているとは言えません。

陽性率の議論をするうえで大事なのは、「どのような集団を対象に検査が行われているか」です。

検査陽性率はどれくらいが適正か

検査陽性率を評価するには、適切な検査対象を選んでいることが重要ですが、陽性率が高いほど、新規の感染者数が多い傾向にあることは間違いありません。つまり、陽性率は「新型コロナがコントロールできているのかどうか」の指標になります。

では検査陽性率はどれくらいが適正なのでしょうか。理屈からすると低ければ低いほど感染者が少ないことになるので、低いに越したことはないでしょう。WHOは「5パーセント未満を維持すること」を推奨しているようです。

東京都の検査陽性率は、第2波収束後は3パーセント台で推移していましたが、11月から再び高くなりはじめます。2021年1月上旬の第3波ピーク時には14パーセント台にまで上昇、その後2月に入ってから5パーセント台まで下がりました。

アメリカは人口あたりの検査数が非常に多いですが、2020年12月の時点では陽性率は10パーセントを超えていました。

一方、台湾は人口あたりの検査数は少ないものの、陽性率は低く保たれています。

このことからは、必ずしも検査数が多ければ陽性率が低いわけではなく、「PCR検査をしまくれば流行は収束する」とも必ずしも言えないことがわかります。

検査陽性率が高くなればなるほど、感染が広がり危険な状況であり、検査数が足りていないことを意味しますが、かといって、たんにPCR検査を増やせばいいというものではないことが、アメリカと台湾の例を見てもわかります。

一番大事なのは「しっかりと診断し、患者を隔離し、濃厚接触者を追跡する」というプロセスです。検査陽性率の数値を参考に検査数を調整しつつ、それ以外の対策も行っていく必要があります。

検査数を増やすための検査体制の整備だけでなく、診断、隔離をするための医療機関や医療従事者、療養ホテルの確保、接触者の追跡をしっかりと行っていくための保健所スタッフの増員を合わせて行うことが重要です。

PCR検査・抗原検査・抗体検査とは何か、どう使い分けるか

新型コロナに使える検査は、ＰＣＲ検査だけではありません。抗体検査と抗原検査もあります。この３つは何が違い、どう使い分ければよいのでしょうか。

前にもお話ししましたが、抗体とは微生物などの異物を攻撃する武器として免疫反応によって体内で作られるものです。一方の抗原は、ウイルスや細菌などの病原体が持っているタンパク質のことです。

抗体は、病原体の抗原を認識してガッチリと捉えます。抗体と抗原が結合することによって、抗原は免疫機能の中心的な役割を担うマクロファージなどの細胞に食べられやすくなるのです。

抗体にはIgG、IgM、IgA、IgD、IgEの５種類がありますが、感染してもすぐには作られません。そのため発症からしばらくは血液を測定しても検出されない時期があります。たとえばデング熱に感染すると、1週間ぐらいでIgM、もう少し遅れてIgGが体内で作られ、迅速診断キットで測定できるようになります。

新型コロナウイルスの場合、ウイルスのどの部分の抗体なのかによって微妙に異なるのですが、発症からおおむね２週間で８割の人が、IgMまたはIgGが陽性になり、おおむね３週間

図表6-2　新型コロナウイルス感染症発症からの日数と PCR検査、抗体検査、ウイルス分離の陽性率

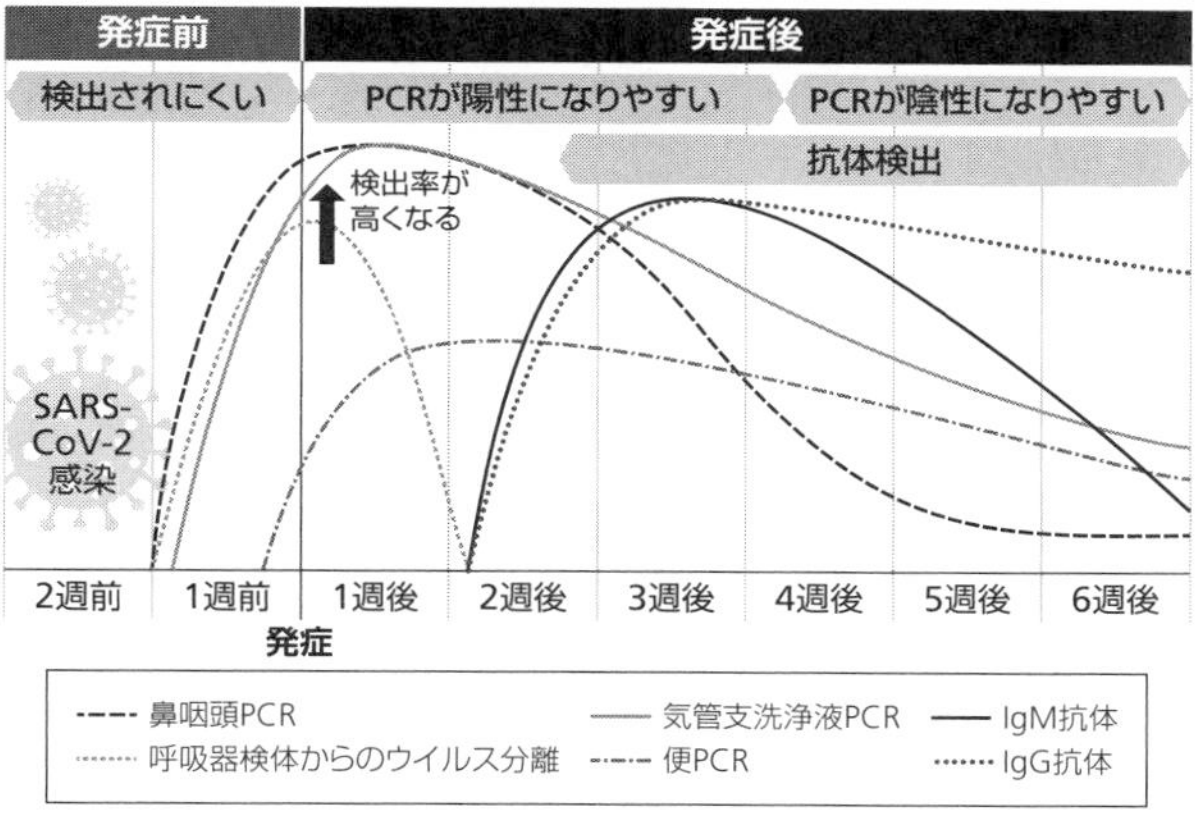

https://doi.org/10.1001/jama.2020.8259（*10）より

ほど経つと、ほぼすべての感染者が陽性になります。

　したがって、発症から２週間に満たない段階で抗体検査が陰性でも、新型コロナに感染していないということはできません。どちらかというと、「過去に感染したことがあるかどうか」を調べるのが抗体検査です。

　一方の抗原検査は、ウイルスのタンパク質を検出するもので、ウイルスの遺伝子を検出するＰＣＲ検査と同様、「いま感染しているかどうか」を調べる検査です。

　では、この２つはどう使い分ければよいのでしょう。

　抗原検査のメリットは、結果が出るまでに30分程度しかかからないことです。数時間から数日かかるＰＣＲ検査と比べて、圧倒的な

図表6-3　PCR検査・抗原検査・抗体検査の意義・検体・長所・短所

	意義	検体	長所	短所
PCR検査	今感染しているかどうかを判定	鼻咽頭拭い液 唾液など	感度が高い	結果までに時間がかかる
抗原検査キット		鼻咽頭拭い液など	短時間（10〜30分）で判定可能	感度が低い
抗体検査	過去の感染の有無を判定	血液	感染症流行の全体像を把握できる	偽陽性が起こり得る

著者作成

早さです。しかしその反面、感度はＰＣＲ検査よりも劣るとされています。また特異度についてもＰＣＲ検査ほどは高くなく、全国で偽陽性の事例が多数報告されています。

そのため、両者の使い分けとして、次のような方法もあります。

まず新型コロナが疑われる人に抗原検査を行い、陽性なら新型コロナと診断します。陰性でも、感染者との濃厚接触や海外渡航歴、臨床症状などから新型コロナウイルス感染が否定できない場合は、あらためてＰＣＲ検査を行うという流れです。こうすれば、診断までにかかる時間を短縮できます。

その反面、診断までに二度の検査が必要になる事例も出てしまいますし、あまり疑わしくない人に抗原検査をすると、偽陽性の事例も出てきます。そのあたりのデメリットは、抗原検査の精度アップやＰＣＲ検査の時間短縮などによって徐々に改善されていくかもしれません。

抗体検査のほうは、個人の診断よりも、社会における感染症の全体像を把握するのに役立てることができます。たとえば2020年12月に、厚生労働省が5都府県で新型コロナの抗体検査を行ったところ、東京都では0・91パーセントが陽性だったと報じられました。東京都の人口はおよそ1396万人なので、この割合をそのまま当てはめると、過去に新型コロナに感染した人は12万7036人ということになります。

ただし、抗体検査キットの精度についての情報はまだ十分ではなく、用いる試薬の違いによる結果のばらつきが大きいことも指摘されています。じつは、2019年1〜3月に行われた献血の検体では、新型コロナの陽性率は0・4パーセントでした。われわれがこの感染症を知る1年も前から、新型コロナが東京で流行していた！……ということではありません。抗体検査では偽陽性がそれだけ出てしまうということなのです。

かぜの原因であるヒトコロナウイルスの抗体がある人でも、新型コロナの抗体検査が陽性になってしまう可能性もあります。

どの検査も、それぞれの精度をよく考慮した上で判断に役立てるべきなのです。

なぜ第２波では第１波より致命率が下がったのか

　１００年前のスペインかぜもそうでしたが、パンデミックは「波」があるのが特徴です。いったん感染者数や死亡者数などが減っても、流行が終息したとはかぎりません。第２波、第３波……と次のピークが訪れることが多いのです。

　新型コロナもそうでした。どこまでを第１波として、どこからを第２波とするかは必ずしも明確ではありませんが、とりあえず日本国内では、最初の緊急事態宣言が解除された２０２０年６月上旬までは第１波、再び感染者数が増加し始めた７月以降が第２波だったと考えていいでしょう。

　同じ新型コロナウイルス感染症ですが、流行の中身には第１波と第２波で違いがありました。９月に国立感染症研究所が発表したところによると、致命率は第１波が５・８パーセントだったのに対して、第２波ではわずか０・９パーセント、70歳以上の致命率も、第１波が24・５パーセントだったのに対して、第２波は８・７パーセントと大きく低下しています。重症者数も、第２波では第１波よりも減りました。

　こうした傾向の変化を受けて、「新型コロナウイルスが弱毒化したのではないか」という見方をする人たちもいました。人間をあまり死なせずに「共存」できるようにウイルスが変異してくれれば、かぜと同じような存在になるので、大きな脅威ではありません。だから、そう考えて安心したい気持ちはわかります。

しかし残念ながら、新型コロナウイルスが弱毒化したことを示すような根拠はありません。国立感染症研究所の発表でも、弱毒化したとは考えていません。致命率が下がったのは、検査対象の拡大によって無症状や軽症の感染者が多く見つかるようになったためだろうと見立てており、私も同意見です。

第1波のときは診断の中心が重症例だったので致命率が高くなりましたが、この時期は、新型コロナという氷山の一角だけを見ていたと言えます。第1波では重症例を優先的に検査していたので軽症例は見逃しも多かったと思いますが、第2波では検査体制が充実し、軽症例はもちろん、濃厚接触者や帰国者にも検査が行われるようになりました。氷山の全体像が見えるまでには至りませんでしたが、第1波よりは幅広い視野で感染者を把握できるようになったので、致命率が下がったのでしょう。

しかし私はそれに加えてもうひとつ、致命率を下げた要因があると思っています。命を落とす人の割合が減ったのは、単に分母が増えたせいだけではありません。医療現場で新型コロナの治療の標準化が進められたことで、第1波のときは救えなかった命が実際に救えるようになってきたのだと思います。

前に述べたとおり、新型コロナの治療薬としては、抗ウイルス剤のレムデシビルと抗炎症剤のデキサメタゾンの有効性が示されました。それが臨床現場で中等症〜重症例に使用されるようになってきたのは、第1波のころとの大きな違いです。その結果、現場で働く者の実感として、第2波では中等症〜重症患者の救命率が高まっているように思いました。

第2波のほうが第1波より致命率が低かったのは、日本だけの傾向ではありません。第2波を経験した53カ国における新型コロナの致命率を計算した研究では、ほとんどの地域で第2波のほうが致命率が低かったことが明らかになっています。

世界は徐々にこの感染症に対応できるようになっていると言えるのではないでしょうか。

ロックダウンはどんなときに有効なのか

とはいえ、まだまだ新型コロナの流行が収束することはないでしょう。これからいくつの「波」が訪れるのかもわかりません。２０２０年10月には、第2波で感染者が急増したフランスなどで再びロックダウン（都市閉鎖）が行われました。日本も第1波の際は２０２０年４月7日からおよそ2カ月間にわたって緊急事態宣言が出され、２０２１年１月にも、２回目となる緊急事態宣言の発出を余儀なくされました。

感染症の流行を抑制するための政策のひとつとして、「ハンマー&ダンス」という考え方があります。感染者数が増加してきたらロックダウンや緊急事態宣言のような積極的介入（ハンマー）で叩いて新規感染者数を抑え込み、流行の拡大が落ち着いたら、今度は「新しい生活様式」の徹底のような持続的介入（ダンス）によって流行を低いレベルにコントロールする、というものです。

新型コロナの流行初期にこのアプローチで成功を収めたのが、中国と韓国でした。中国は武漢での大流行時に実効再生産数が３・９にまで達しましたが、都市閉鎖という強力なハンマーを振るったことで、それが０・３まで低下しました。その後も持続的介入によって新規感染者数を低く抑えています。

実効再生産数とは、感染症がすでに流行しているある時点で、１人の感染者が何人に感染させるかを示す数値です。１以上だと感染者が増加傾向、１未満で減少傾向にあることを意味します。

実効再生産数が低下する要因には、行動変容（新型コロナの場合で言えば手洗いやマスク、３密を避けるなど）や、人々が感染やワクチン接種で免疫を持つこと、などが挙げられます。

韓国が振るったハンマーは都市閉鎖ではなく、積極的なＰＣＲ検査、濃厚接触者の追跡、患者の確実な隔離、経済活動の徹底的な制限などでした。ＭＥＲＳ流行時の経験があったので、そのあたりの体制が整えやすかったのでしょう。そうやって流行の拡大を叩いたあとは、やはり持続的介入によって感染者を少数に抑え込みました（２０２０年末には、日本同様、第１

波・第2波より深刻な第3波に襲われ、再びハンマーを振るっています）。

新型コロナはヒトからヒトへ感染が広がっていくので、単純に考えれば、人々が接触しなければ流行しません。したがって、人々の外出を禁止したり自粛を求めたりするロックダウンや緊急事態宣言を実施すれば、流行を抑えることができます。ロックダウンを行って感染者数が減らないということは、理論的にあり得ません。

しかし、私たちの社会は、感染症になることを避けるためだけに存在するわけではありません。新型コロナの流行を抑えた結果、経済活動が停滞すれば、そのせいで不幸になる人々が出てしまいます。

といって、経済を回しても、感染が爆発的に拡大すれば、社会全体が立ち直れないほどのダメージを受けます。

欧米諸国と比べれば、日本はそれでもまだ重症者や死亡者が少ないと言われています。しかし、これから状況がどのように変化するかは予断を許しません。第3波を脱した後も、いつでも「ハンマー」を打ち下ろせるだけの準備と覚悟はしておかなければいけません。

そこで私が指摘しておきたいことのひとつは、流行の状況をどのような指標で見極めるかということです。これまで、政府が緊急事態宣言を発出するかどうかは、病床の稼働状況や重症者数の状況など、医療の逼迫を総合的に考慮して判断するとされてきました。しかし、「重症者数」を判断の指標とするのは妥当でしょうか。

「現時点の重症者数」は、その1〜2週間前の感染者数から予測できる数字です。現時点で発症した患者のなかで、高齢や持病などハイリスクな人たちが、1〜2週間後に重症化します。つまり、重症者数のピークは、感染者数のピークよりも遅れてやってきます。したがって、重症者数を指標にして「ハンマー」を使うタイミングをはかっていたのでは、手遅れになりかねません。

今後、3度目のハンマーを振るう必要に迫られたときには、政府には、過去2回の教訓を踏まえて、ぜひ先手を打った選択をお願いしたいと思います。

緊急事態宣言を意味あるものにするために

２０２１年1月7日、東京・神奈川・埼玉・千葉に2度目となる緊急事態宣言が発出され、その後対象地域は11都府県に広がりました。当初は2月7日までの1カ月と予定されていましたが、感染者の減少には至らず、栃木県を除いて3月7日まで延長されることになりました。

今回の緊急事態宣言では飲食店の営業時間短縮が大きな柱となりました。

これまでに明らかになっているように、感染は、

・屋内で

・マスクを外した状態で
・近い距離で
・飛沫が飛ぶ会話をする

という場面で起こっています。

実際に、感染が起こっているのは多くが会食の場です。「感染経路不明」とされている方でも、入院してよくよく話を聞いてみると、「発症の5日くらい前に会食をした」という方が非常に多いです。

そういう意味で、飲食店の営業時間短縮には、感染者を減らす効果をある程度は期待できると考えます。

しかし、感染は飲食店だけで起きているわけではありません。年末年始の「ホームパーティー」「親戚の集まり」の飲食クラスターも、感染拡大の大きな原因になりました。飲食店以外での会食の機会についても、自粛を強く促す必要があります。

一緒に住んでいる家族以外の人との会食は、人数が何人であろうと控えるようにしましょう。会食の機会だけを減らせばよいというわけではありません。

3密の場面を回避するためには、不要不急の外出・移動の自粛、行政機関や大企業を中心としたテレワーク（極力7割）の徹底、イベント開催要件の強化（収容率50パーセントなど）、大学や職場等における飲み会の自粛、飲食テイクアウトの推奨、大学等におけるクラブ活動での感染防止策の徹底などを合わせて行うことが重要です。

2回目の宣言の対象となった地域のターミナル駅や繁華街では、1回目の緊急事態宣言のときほど人出が減りませんでした。私が勤務する病院のある新宿区の駅周辺を見ても、それがわかりました。

本稿を執筆している時点で、感染者数は減少傾向にありますが、医療体制の逼迫はまだ各地で続いています。緊急事態宣言が1カ月の延長で解除されたとしても、医療体制の厳しい状況はしばらく続くでしょうし、今後、第4波、第5波が来ない保証はありません。

緊急事態宣言が、市民一人ひとりの痛みを伴うものであることを、日本中が思い知らされました。2回目の緊急事態宣言を意味あるものにするには、宣言が解除された後も、一人ひとりが覚悟を決め、感染対策を徹底し、できるだけの自粛を続けていく以外に方法はありません。

第7章　SNS時代の感染症

間違った情報・根拠のない情報が氾濫した

ここまで、特定感染症指定医療機関にも指定されている医療機関で働く感染症の専門医として、感染症の話をしてきました。病原体に関する基礎知識から最新の新型コロナに関する知見にいたるまで、ここでお話ししてきたのは私が勝手に考えたことではありません。すべて、科学的な事実や根拠に基づくものです。

ところが、新型コロナの流行が始まって以来、テレビやＳＮＳなどでは、この感染症について事実や根拠に基づかない情報が飛び交い、人々を混乱させています。そのため、このコロナ禍はパンデミックだけではなく「インフォデミック」とも呼ばれるようになりました。

たとえば前章で紹介した「ウイルス弱毒化説」も、（少なくとも当時は）根拠のない情報の一例です。重症者が減少したという事実だけを見て、「これはウイルスが変異して毒性が弱まったことが原因に違いない！」と主張するのは、飛躍しすぎでしょう。仮説としてはあり得るかもしれませんが、現状では何の証拠もありません。

重症者が減った理由は、もっと客観的なデータに基づいた説明が可能です。つまり検査体制の拡充による症例全体の重症度の低下と、標準治療の確立です。

消毒剤の噴霧による空間除菌についても、一時はＳＮＳで情報が錯綜しました。業者が「次亜塩素酸水は次亜塩素酸ナトリウムと違って安全」と、誤った情報を流しただけではありません。「噴霧は危険だ」と指摘する人に対して、「次亜塩素酸ナトリウムと次亜塩素酸水の区別がついていないんだろう」などと非難する人もいたようです。自信満々な態度でそのような主張をされると、つい信用してしまう人も少なくなかったのではないでしょうか。

そのほかにも、「新型コロナはただのかぜ」理論や「何もせずに放っておけば集団免疫がつくから大丈夫」理論、「第２波は来ない」理論など、いろいろな立場の人たちが小学生の自由研究のような「ぼくのかんがえた、さいきょうのコロナりろん」を次々と発表しました。いや、小学生の自由研究のほうが一生懸命に調べて、根拠に基づいたことを言うかもしれません。

一般の人ならともかく、ツイッターのフォロワー数などが多い、影響力の大きい著名人が根拠薄弱な思いつきを発信し続けるのは、本当に困ったことです。

ならばせめてテレビや新聞などのメディアがしっかりと根拠に基づいた報道をしてくれればよいのですが、こちらも一部で残念な報道がありました。

たとえば、２０２０年４月頃のアビガンに関する報道はひどいものでした。当時はまだ新型コロナに有効な治療薬が見つかっておらず、世界中が血眼になっていくつかの候補を検討していた時期です。にもかかわらず、日本ではあたかもアビガンが新型コロナの特効薬であるかのような報道が相次ぎました。新型コロナに感染した芸能人が快方に向かうと、「アビガンを飲んで回復！」といった派手な見出しで伝えるメディアがあったのです。

たしかに、その人は感染がわかってからアビガンを処方されて飲んだのでしょう。症状が回復したのも事実だと思います。しかし、それを「アビガンを飲んで回復」と表現してよいとは思えません。

新型コロナウイルス感染症は、大半の患者さんが自然治癒する病気です。アビガンを飲んだ人たちも、アビガンなしでも回復した可能性は高いでしょう。それを、まるで「アビガンで病気が治った」ように見える形で報道するのは間違っています。

勘違いしてほしくないのですが（そして、ここを勘違いしないことが情報の受け手にとっては重要なリテラシーなのですが）、私は「アビガンが新型コロナに効かない」と主張しているわけではありません。その後、メーカーは承認を申請したので、有効性を裏付けるデータはそれなりに揃ったのでしょう（承認されるかどうかは現時点ではわかりません）。

しかし大事なのは、それらの報道がなされた時点では、アビガンは「効く」とも「効かない」とも言えない薬だったということです。特定の薬が流行中の感染症に効くかどうかはきわめて重大な問題なので、根拠なしに軽率な報道をすべきではありません。

ウイルスの「弱毒化」説も、「次亜塩素酸水の噴霧は安全」説も、「新型コロナはかぜ」説も、「アビガンで治る」説も、どれも新しい感染症に対して不安を抱いている人々に受け入れられやすい情報と言えます。どれも安心感を与えてくれるので「ウケる」のです。

しかし、根拠のない情報で安心してしまうことほど怖いことはありません。

不安は解消されなくても、安全のためには根拠に基づいた慎重な見方をしなければなりません。わからないことを正しく「わからない」と言える人こそ、信頼できる情報発信者だと思います。

テレビで喋る「専門家」と医療現場の「専門家」

アビガンについては、ワイドショーにコメンテーターとして出演する自称「専門家」が、新型コロナの治療薬として強くプッシュしたこともありました。それもあって、当時は新型コロナの患者さんがアビガンの処方を希望することが多く、私たち現場の医師を困らせたものです。有効性を裏付ける証拠がなく、副作用もある薬なので、安易に希望に沿うことはできません。患者さんのほうも、テレビで喋る「専門家」と医療現場の「専門家」の言うことが違うので、混乱したのではないでしょうか。

ＰＣＲ検査のやり方についても、「専門家」のあいだで見解が分かれることがしばしばあります。私の考え方はすでにお話ししましたし、それは政府の専門家会議（現在は分科会）の見解とも同じものでしたが、その一方で、「全国民に検査を」と極端な意見を主張するＰＣＲ原理主義とも言える人たちは、自称「専門家」のなかにもいました。

そのなかには、必ずしも「専門家」の立場からではなく、ある種の政治的な立場からその見解を述べているとしか思えない人たちがいたのもたしかです。いまの政府を批判したいので、政府の新型コロナ対策も受け入れるわけにはいかない、だから「このままではＰＣＲ検査が足りない」「全国民を対象にすべきだ」と言い続け、科学的な正しさは二の次、三の次になっていたように思えます。

そもそもメディアに登場する「専門家」のなかには、厳密には感染症の専門家とは言えない人も少なくありません。しかし医師や大学教授などの肩書きがあれば、一応は「専門家」に見えてしまいます。

私は、日本感染症学会が認定する「感染症専門医」なので、専門家を名乗る資格はあると思うのですが、ＰＣＲ原理主義やアビガン教のみなさんから見たら、「忽那は何もわかってない」ということになるようです。実際、そうした勢力からウィキペディアを書き換えられたり、ＳＮＳで「忽那がアビガンを囲い込んでいる」などの陰謀論を拡散されるなどの攻撃を受けました。困ったものです。

信頼できる情報をどう見極めたらいいのか

では一般の人たちは、誰の情報を信用すればよいのか。

基本的に、日本国内では厚生労働省や内閣府が発表する情報を信用すればよいと私は思います。政治家個人はしばしば感染症対策よりも経済優先の方針を打ち出すことがありますが、厚生労働省や内閣府の発表、見解などは、感染症対策の観点からはいつもおおむね正しいことを言っているように思います。そこから情報収集していれば、ワイドショーやＳＮＳなどを見る必要はないと言ってもいいぐらいです。

ただ、お役所の公表する資料は一般の人が見てもわかりにくいのが難点です。「本気で理解してもらう気があるんだろうか？」と言いたくなるぐらい見にくいものもあるので、それも政府への不信感につながっているのでしょう。とくに厚労省の見解は国民の健康や命に直結することも多いので、いかにわかりやすく伝えるかは大きな課題だと思います。

またＳＮＳを見る必要はないとお話ししましたが、「コロナ専門家有志の会」はツイッターやｎｏｔｅで厚労省の発表をわかりやすく解説したり一般の人が抱く疑問に答えてくれたりしていて信頼できます。私も「Yahoo! ニュース 個人」というところで、新型コロナについての最新状況や新たにわかったことを、できるだけかみ砕いて解説しているので、そちらも参考にしていただければと思います。

米国のＣＤＣ（疾病予防管理センター）のような組織の新設も検討されてよいでしょう。新種のウイルスや細菌と戦う設定の映画や小説などにもよく登場するＣＤＣは米国連邦政府の機関で、健康に関する情報の提供と健康の増進を主目的としています。感染症のリスク・アセスメント（危険性や有害性の評価）を行い、リスク低減のための推奨を出すのも、その役割のひとつです。多くの文献やデータに基づいた勧告は、米国内のみならず、世界中に影響を与えています。

さらに、新型コロナのリスクについて市民と正しい情報を共有したり、対話や意見交換を通じて意思の疎通をはかったりするリスクコミュニケーションも、ＣＤＣの大事な役割です。

日本にもこうした役割を持つ機関があれば、いまの厚生労働省よりも強い説得力を伴った情報発信ができるかもしれません。もちろん、それでもメディアでは多様な意見が飛び交うでしょうが、「日本版ＣＤＣ」と相反する見解は「マイナー」なものとして信頼性が低く見積もられるようになると思います。そうすれば、一般の人々も、情報の価値を見極めやすくなるはずです。

新しい研究成果が次々とアップデートされている

玉石混淆の新型コロナ情報が大量に飛び交って右往左往しているのは、一般の人たちだけではありません。私たち研究者の世界でも、すさまじいスピードで大量の論文が発表されており、それをチェックするのは大変です。私は毎朝、病院での実務が始まる前に1時間半ほどかけて新しい論文のアブストラクト（概要）をチェックしていますが、興味のあるものすべてに目を通すことはなかなかできません。

あまりに書かれる論文の数が多いため、査読によるチェックが十分に行われず、きちんと内容が吟味されないまま公表されてしまうこともあります。研究者コミュニティで信頼されている権威ある雑誌に、データを捏造した論文が掲載されてしまったこともありました。新型コロナの出現から間もない２０２０年３月の時点で、世界中の数万人の患者からデータを取ったという内容です。落ち着いて考えれば、その段階でそんなに多くのデータが取れるはずがないのですが、査読者はスルーしてしまいました（最終的には捏造が指摘されて論文は撤回されました）。

しかし、信頼性の低い論文も出てきてしまうとはいえ、未知のウイルスや感染症に関する知見がそうやって次々とアップデートされていくこと自体は、私たち専門家にとっても、人間社会にとっても、大いに歓迎すべきことです。人々の役に立つ新しい知見が広く共有されるのは、科学のすばらしいところであり、それがいまはインターネットの登場によって、瞬時にできるようになっています。

私自身も、人の論文を読むだけでなく、２０２０年１月から、新型コロナに関する論文を共著を含め23本発表しています。世界中の専門家たちが、そうやってお互いの発見を即座に共有しながら、日々この感染症に対する理解をどんどん深めています。

大量の論文が発表されても、すぐに有効な対策を打ち出せるわけではありませんが、科学者コミュニティにおける地道な研究の積み重ねによって、新型コロナを含めたさまざまな感染症が克服されていくのだと私は信じています。

終章　次のパンデミックに備える

新型コロナの第一印象は肺炎のCT所見の禍々しさ

２０２０年1月以来、世界も日本も、ひたすら新型コロナに振り回されてきました。感染症専門医の私も、もちろんそうです。そこで、本書を締めくくる前に、新型コロナの出現から現在までを振り返っておくことにしましょう。社会がパンデミックに襲われたとき、医療現場の最前線はどのような状態になるのか。それを広く知ってもらうのは、今後のためにも意義のあることだと思います。

本書の冒頭でも少し触れたとおり、私がこの謎の感染症の存在を知ったのは、２０２０年の年明け早々、1月2日か3日のことでした。その時点ではまだ誰も正体を知りません。原因不明の肺炎が中国の武漢市を中心に広まっていることをニュースで知った私は、正月休み明けに職場でその話を周知しました。私の勤務先は、日本でいちばん輸入感染症の症例が多い病院です。「謎の肺炎」も、最初に引き受けることになるかもしれません。ですから、「疑わしい患者さんがいたらまず武漢への渡航歴を聞きましょう」などの注意喚起を行ったのです。

その肺炎の原因が新型コロナウイルスであることは、1月8日頃に判明しました。たとえばＨ７Ｎ９鳥インフルエンザなど、中国はしばしば新しい感染症が出現する国なので、それ自体に大きな驚きはありません。また、1月中旬まで中国での症例がわずか41で止まっていたので、強い危機感も抱きませんでした。その程度なら日本に入ってくるとは思えなかったからです。

ところが、やがて日本とタイで1例ずつ新型コロナの輸入例が出ました。通常、中国で41例しか出ていない感染症が遠く離れた場所で2例も出ることは考えられません。これはおそらく中国当局が本当の数字を隠していたのだな、と思いました。そうこうしているうちに、中国も一気に１００例を超える症例を発表するようになり、世界中が新型コロナウイルスに注目するようになったのです。

1月16日に発表された、神奈川県で発生した日本での1例目は私たちの病院ではなく、しばらくは誰が診断したのかもわかりませんでしたが、のちに国立感染症研究所から症例報告がなされました。私が最初に診たのは、1月下旬です。神奈川県で1例目が出たときからＰＣＲ検査などの体制は整えており、診断はすぐにできました。当初、武漢への渡航歴のある患者さんは若い人が多くて軽症ばかりでしたが、肺炎のＣＴ所見にほかの感染症にはない禍々《まがまが》しい陰影があり、邪悪な印象を受けたのを覚えています。

1月末からは、武漢の在留邦人を政府のチャーター機で帰国させるプロジェクトが始まりました。帰国者は空港から私たちの病院に来て、ＰＣＲ検査を受けます。これを自分たちが引き受けることは前日の夕刻ぐらいに急に言われたので、かなり慌てて準備しました。

私たちが引き受けたのは、チャーター便1回あたり２００人程度。5つのブースを用意し、問診、ＰＣＲ検査、採血などを流れ作業で行います。ひとつの便あたり４～５時間はかかったでしょうか。新型コロナが疑われる症状のある人は、そのまま入院です。治療方法などまったく手探りでやっていくしかなく、情報収集なども含めて、徐々に忙しくなっていきました。

クルーズ船受け入れから第1波までの苦境

そのチャーター便が落ち着くと、こんどはクルーズ船「ダイヤモンド・プリンセス」号で起きた集団感染への対応が始まります。私たちの病院はもともと外国人を診ることが多く、あのときも家族で感染した外国人や通訳が大変そうな人たちを中心に受け入れました。それまでの対応と違ったのは、ダイヤモンド・プリンセス号の感染者は高齢者が多かったことです。そのため重症例が増え、挿管してＥＣＭＯ（体外式膜型人工肺）を使うケースもあり、かなり忙しくなりました。

この対応は３月上旬まで続きましたが、そのほかに、最低限の外来や入院患者への対応など、通常の業務もこなさなければなりません。感染症科のスタッフだけでなく、ほかの科の医師たちも含めて手の空いている人たちをかき集めて、病院全体で何とか回しているような状態でした。

新型コロナによる死亡例が次々と報じられるなどして、世間の危機意識が高まってきたのも、この頃だったでしょうか。2月の終わりには、当時の安倍首相が小中高の一斉休校という思い切った対策を断行しています。

ただ私としては、しっかりとした防御をしていれば医療従事者は感染しないことがわかっていたので、少なくともダイヤモンド・プリンセス号の集団感染から国内に広がる可能性は低いという感触を持っていました。2月下旬は北海道で感染者の増加が心配されていましたが、東京はさほどでもありませんでした。

ところが、3月上旬にダイヤモンド・プリンセス号の対応が一段落すると、休む暇もなく、こんどは東京で感染者が増加します。3月下旬からは小池百合子都知事が危機感を全面に出し、新型コロナ対策に関する情報を次々と発信するようになりました。

当時の東京は、1週間の新規感染者数が200人程度。いまと比較するとそれほど多いとは感じないかもしれませんが、医療の体制がいまとはまったく違います。まだ無症状者・軽症者の自宅待機やホテルでの静養は認められておらず、新型コロナの診断を受けた人は全員が入院。しかも、東京都内で新型コロナの患者さんを診ることができたのは、都立駒込病院、都立墨東病院、荏原病院（公社病院）、豊島病院（同）、国際医療研究センター、自衛隊中央病院、聖路加国際病院などの、感染症指定医療機関にかぎられていました。

救急車を呼んでも搬送先が見つからない事例が増えたのも、この時期です。発熱や呼吸器症状など新型コロナが疑われる患者さんは、ふつうの病院では受け入れてもらえません。50件も断られた話などが報道されました。そのため、ちょっとした発熱患者も私たちのような感染症指定医療機関に集中してしまいます。しかし、こちらも新型コロナ感染者の急増で満床が続いているので、なかなか受け入れられません。

ちなみに東京には、「5カ所以上の病院に救急搬送を断られたときや、搬送先が20分以上見つからないときなどに、東京都地域救急医療センターの当番医療機関に搬送する」というルールがあります。しかし当時はこれも破綻してしまい、「東京ルール」で受け入れることになっている医療機関さえ「もう受け入れられない」という状況でした。

第2波・第3波が突きつけた、経済との両立の難しさ

感染症指定医療機関以外の病院でも新型コロナ患者を受け入れてもらえるようになったのは、4月中旬です。その頃には、無症状者や軽症者の自宅待機やホテル静養もできるようになり、私たちの負担が徐々に軽くなっていきました。

それ以前は、肉体的な疲労もさることながら、精神的なストレスがかなり大きかったと思います。自分自身も感染するかもしれないというプレッシャーと戦いながらの診療は、やはり楽ではありません。中国からの報告では、新型コロナの診療に携わる医療従事者の50・4パーセ

ントが抑うつ気分、44・6パーセントが不安、34パーセントが不眠、71・5パーセントが精神的ストレスを訴えたとのことです。

4月中旬から私たちの負担が少しずつ軽減されていったのは、緊急事態宣言の影響もあったでしょう。人々が外出を控えるようになり、テレワークなども広まったことで、新規感染者数は次第に減っていきました。緊急事態宣言が解除された後の6月初旬あたりは、だいぶ気持ちが楽になっていたように思います。

しかし、それはほんの束の間でした。緊急事態宣言が解除されて人々が街に戻るようになると、東京は間もなく新型コロナ流行の第2波に襲われます。とくに新宿区にある私たちの病院は、都内でもいちばんその影響を受けた病院のひとつだと思います。第2波の震源地になったと思われる歌舞伎町がすぐそこにあるからです。

当時は、「夜の街」や「接待を伴う飲食店」から感染が拡大しているとして、それらの語がバズワードとなりました。いずれも、「3密」の状況が生まれやすい環境です。また、感染は店内で広がるだけではありません。歌舞伎町もそうですが、ホストクラブで働く若い男性たちは寮のような場所で共同生活をしていることが多いので、それも感染を広げる一因になったと考えられます。

あの時期に感染者が増加して第2波となったのは、第1波のときよりもPCR検査の体制が整い、積極的に検査を行ったことで、若い軽症者がたくさん見つかったことも関係しています。それまでは見えていなかった感染者が見えるようになったわけです。しかし若い軽症者や無症状者はあちこちに移動してしまうため、結果的には新宿から始まった流行が全国に広がるのを止めることができませんでした。

もし感染の震源地であった「夜の街」の地域一帯を全面的にロックダウンしていたら、封じ込めることは可能だったと思います。しかし第1波の緊急事態宣言が解除された時点で、それ以降は新型コロナ対策を経済と両立させることが国の大きな方針になっていたのでしょう。

およそ1カ月半に及んだ緊急事態宣言によって、日本経済は大きなダメージを被りました。たとえ新宿区の一部だけだとしても、都市閉鎖を断行することはできなかったのだと思います。そして、感染者の増加が抑えられない状況下で、政府はＧｏ　Ｔｏキャンペーンを強力に推進しました。

その後は、感染対策と経済の両立が最重要課題になっています。第2波は何とか経済も回しながら爆発的な感染拡大にもならずに済みましたが、２０２０年11月から始まった第3波は、過去の第1波、第2波を上回る規模の大流行になりました。中高年の患者さんが増え重症者が急増した結果、全国の医療機関が悲鳴を上げました。２０２１年に入ってからは東京都内での1日の新規感染者数が２０００人を超えるようになり、1月7日には2度目の緊急事態宣言が発出されました。やはり、感染対策と経済を両立させるというのは難しいことを実感させられます。

日本の感染症対策、何が足りていないか

欧米と比べれば、日本はこれまで新型コロナを抑え込めてきたと言えるでしょう。とはいえ、国や自治体の新型コロナ対策がいまのままでよいとは思えません。コロナ禍がこれまでのレベルで抑えられているのは、清潔好きな日本人の国民性に助けられている面も大きいでしょう。政府がもっと徹底した対策を行って、うまく新型コロナを抑え込んだ国・地域は、台湾、韓国、ニュージーランド、ベトナムなどたくさんあります。

たとえば日本と同じ島国であるニュージーランドは、まず海外からの持ち込みを排除するために、水際でPCR検査を徹底的に行って感染者を隔離しました。さらに流行開始から間もない早い段階で、強力なロックダウンを短期間で終わらせて、ダメージが少ないうちに経済を再開しています。

台湾はITを駆使して、感染者との濃厚接触者を徹底的に追跡しました。これには相当なマンパワーが必要だと思いますが、やはりどこかに重点的にリソースを投入しなければ感染拡大を抑えるのは難しいということかもしれません。

日本の場合、経済との両立を図りながら、そこそこ感染者数の多い「ウィズ・コロナ」の状態を続けていくのだとしたら、せめて医療機関の負担を減らすためにリソースを投入すべきです。第3波でも医療従事者のマンパワー不足が大きな問題になりました。

感染症はいつも人間の近くにありますが、常に今回のようなパンデミックを起こしているわけではありません。新型コロナのような世界的な大流行は、100年に1度のことです。そのような稀な事態のために日頃から大きなリソースを割いておくのは、決して効率のよいことではないでしょう。

しかし、それに備えておかなければ、社会全体として大きな犠牲を払うことになるのもたしかです。どこまで備えておくべきなのか、そのバランスについてはさまざまな議論があるでしょうが、いまのままでは準備が足りないことは今回のコロナ禍によって明らかになりました。

世界的なパンデミックは100年に1度でも、国内で新旧の感染症が流行することは今後いくらでもあるでしょう。そのときの犠牲を最小限に抑えるためにも、1日も早く「感染症医療」の拡充に着手すべきです。

何よりもまず、日本は現場の最前線で働く感染症の専門医が足りません。正式な資格を持つ専門医は全国で1500人程度です。事実上の専門医として感染症医療に取り組んでいる医師も、おそらく1000人ぐらいでしょう。ほかの内科の診療科と比べると非常に少ないのです。

足りないのは、感染症専門の臨床医だけではありません。感染症の対策を考える上で重要な役割を担う疫学や公衆衛生の専門家の数も決して十分とは言えません。

そういった問題点は、じつは２００９年に新型インフルエンザが流行したときにも指摘されていました。しかしあのときは、当初は危機感が高まったものの、やがて流行が収まったので、専門家不足の問題も先送りされてしまったわけです。

今回のコロナ禍で同じことを繰り返してはいけません（新型インフルエンザとはもはや状況がまったく違うため、同じことにしたくてもできないわけですが）。現状を打開するためにも、将来のさらなるパンデミックに備えるためにも、感染症の専門家を増やすと同時に、現場の感染症医療を担う人材も増強する必要があります。

その上で、政府から独立して政策提言を行える専門家組織として、日本版ＣＤＣの設立もぜひ検討していただきたいと思います。今回の新型コロナでは、政府の専門家会議はすばらしい働きをし、その後の分科会も奮闘していますが、政府が設置した会議であるという立場上、その活動に限界があることも否めません。人々が安心して感染症に立ち向かえるようになるためには、確固たる権威を持つ強い専門家組織の設立が必要だと思います。

おわりに——コロナに終わりはあるのか

2020年1月以降、新型コロナウイルス感染症が世界に広がり、私たちの生活は一変してしまいました。このコロナの世界に終わりはあるのでしょうか。私たちはいつ元の生活に戻れるのでしょうか。

2021年2月12日の時点で、新型コロナウイルス感染症の感染者は1億人に達しており、このうち約2パーセントの方が亡くなられています。つまり9割以上の方は、新型コロナウイルス感染症から回復していることになります。

一般的に、感染症に罹患し回復した人は一定の期間は感染しなくなることが多く、たとえば麻疹（はしか）は一度かかると生涯感染しないことが多いとされます。一方、性感染症である梅毒のように、一度感染しても何度でも感染する感染症もあります。新型コロナについては感染者に免疫ができるのか、できるとしたらどれくらい持続するのかに関心が寄せられてきました。

新型コロナの基本再生産数から計算すると、55～72パーセントの人が感染すれば、その集団では感染は広がらないということになります。しかし、これはあくまでも「新型コロナに感染すれば免疫ができる（＝一度かかれば長期間感染しない）」という前提に立った場合の計算です。新型コロナに感染した人は、発症から数カ月で抗体が減衰することがわかっており、また最近になって新型コロナの再感染例が次々と報告されていることから、残念ながら長期間は持続しないようです。

「COVID-19 reinfection tracker」という新型コロナの再感染事例をまとめたサイトによると、２０２１年2月12日の時点で49人の再感染者と1万１０１６人の再感染疑いの方がいるそうです。

1回目から2回目の感染までの期間は平均89日ということで、おそらく初回の感染から３カ月くらいはかかりにくくなると考えられます。しかし、このうち何名かは1回目よりも2回目のほうが重症だったそうです。1回目よりも2回目の感染のほうが重症化することがあるのであれば、一度感染したらもう安心とは言えないかもしれません。

この再感染という事例はまだ数が多くないので、現時点では過剰に恐れる必要はありません。ただし、一度感染した方も感染したことがない方と同様に、感染対策は続けていただいたほうがよいでしょう。

ワクチンは、新型コロナの流行を終わらせるための希望の光と言えます。日本でも２０２１年2月にファイザー社のワクチンが承認され、医療従事者から接種が開始されます。このワクチンの予防効果は95パーセント以上とされており、非常に高い効果ということになります。また、重症化を防ぐことも示されています。海外ではすでに1億５０００万回の接種が行われていますが重篤な副反応はなさそうです。

問題は、その効果がどれくらい持続するのか、になります。自然に感染するよりも強い免疫をワクチンによって得られることは稀です。自然に感染した場合も再感染し得るのであれば、ワクチンによって長期的な免疫をつけることは難しいだろう、というのがこれまでの感染症の常識です。

ただ、追加接種が必要だとしても、ワクチンによってある程度長期間の予防効果があるのであれば、新型コロナ患者は減少していくでしょう。新型コロナの流行の終息に向けて、ワクチンには非常に期待をしたいところです。

少し心配なのは変異株の出現です。特に南アフリカやブラジルで見つかっている変異株は、逃避変異という免疫から逃れるための変異を持っており、ワクチンの効果が下がる可能性が指摘されています。

本文中でも述べましたが、変異株が出現しているブラジルのマナウスでは、２０２０年10月に人口の76パーセントが抗体陽性だったにもかかわらず、現在第２波の流行を迎えています。

ワクチンは変異株に合わせたものに修正して製造することができると言われていますが、ウイルスの変異とワクチンとのイタチごっこが始まってしまう可能性もあります。今後、新型コロナが世界でどうなっていくのか、慎重に見守る必要があります。
いずれにせよ、ワクチンを接種したらそれで終わり、感染対策も不要、というわけではありません。ワクチン接種が始まった後も一人ひとりが、

・屋内ではマスクを装着する
・3密を避ける（特に職場での休憩時間や会食）
・こまめに手洗いをする

といった、基本的な感染対策を引き続き行うことで、この100年に1度の厄災に立ち向かっていきましょう。

2021年2月　　忽那賢志

図表出典

＊1—Xi He et al. Temporal dynamics in viral shedding and transmissibility of COVID-19. *Nature Medicine* 26,672–675(2020).

＊2—Zunyou Wu et al. Characteristics of and Important Lessons From the Coronavirus Disease 2019 (COVID-19) Outbreak in China:Summary of a Report of 72 314 Cases From the Chinese Center for Disease Control and Prevention. *JAMA* 323(13),1239-1242(2020).

＊3—Luca Ferrettil et al. Quantifying SARS-CoV-2 transmission suggests epidemic control with digital contact tracing. *Science* 368,6491:eabb6936(2020).

＊4—Yusuke Miyazato et al. Prolonged and Late-Onset Symptoms of Coronavirus Disease 2019. *Open Forum Infectious Diseases* 7,11(2020).

＊5—Hasan K Siddiqi et al. COVID-19 illness in native and immunosuppressed states:A clinical-therapeutic staging proposal. *J Heart Lung Transplant* 39(5):405-407(2020).

＊6—Hiroshi Ueki et al. Effectiveness of Face Masks in Preventing Airborne Transmission of SARS-CoV-2. *mSphere* 00637-20.

＊7—Fernando P. Polack et al. Safety and Efficacy of the BNT162b2 mRNA Covid-19 Vaccine. *N Engl J Med* 383:2603-2615(2020).

＊8—Lindsey R. Baden et al. Efficacy and Safety of the mRNA-1273 SARS-CoV-2 Vaccine. *N Engl J Med* 384:403-416(2021).

＊9—Daniel A. Solomon et al. Influenza in the COVID-19 Era. *JAMA* 324(13):1342-1343(2020).

＊10—Nandini Sethuraman et al. Interpreting Diagnostic Tests for SARS-CoV-2. *JAMA* 323(22):2249-2251(2020).

著者略歴

忽那賢志《くつなさとし》

感染症専門医。二〇〇四年、山口大学医学部卒業。
同大学医学部附属病院、市立奈良病院等を経て、
一二年より国立国際医療研究センター国際感染症センターに勤務。
一八年より同センター国際感染症対策室医長。
感染症全般を専門とするが、特に新興再興感染症、
輸入感染症の診療に従事し、水際対策の最前線で診療にあたっている。
著書に『症例から学ぶ輸入感染症Ａ ｔｏ Ｚ』（中外医学社）、
『みるトレ感染症』（共著、医学書院）などがある。
「Yahoo!ニュース　個人」のオーサーとして、
新型コロナウイルス感染症ほか感染症についての記事を多数執筆し、
「オーサーアワード２０２０」を受賞。

幻冬舎新書　611

専門医が教える　新型コロナ・感染症の本当の話

二〇二一年三月五日　第一刷発行
二〇二一年四月五日　第三刷発行

著者　忽那賢志
発行人　志儀保博
編集人　小木田順子

発行所　株式会社　幻冬舎
〒一五一―〇〇五一　東京都渋谷区千駄ヶ谷四―九―七
電話　〇三―五四一一―六二一一（編集）
〇三―五四一一―六二二二（営業）
振替　〇〇一二〇―八―七六七六四三

ブックデザイン　鈴木成一デザイン室
印刷・製本所　株式会社　光邦

検印廃止

Printed in Japan　ISBN978-4-344-98613-8 C0295
く-11-1

幻冬舎ホームページアドレス https://www.gentosha.co.jp/
＊この本に関するご意見・ご感想をメールでお寄せいただく場合は、comment@gentosha.co.jp まで。